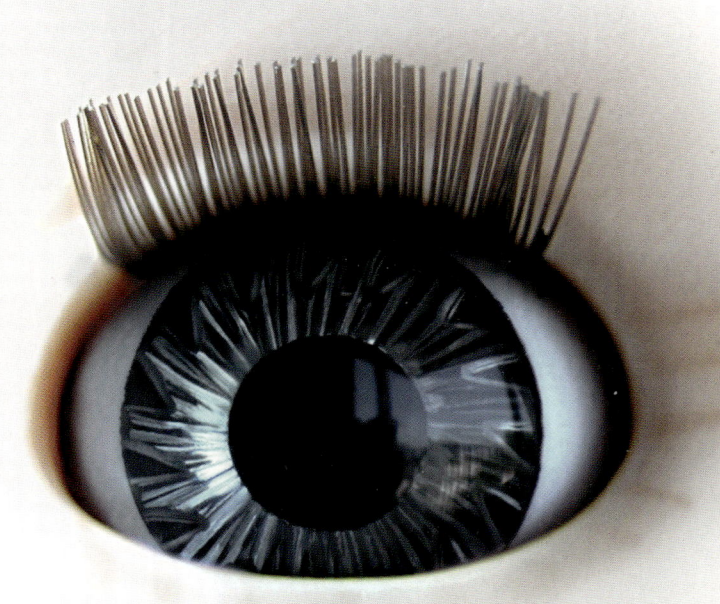

Huidpijn

Van Saskia Noort verscheen eveneens
bij Ambo|Anthos *uitgevers*

Terug naar de kust
Aan de goede kant van 30
De eetclub
Nieuwe buren
40. Over lijf en leven van een beginnende veertiger
Babykoorts
De verbouwing
Afgunst & Een goed huwelijk
Koorts
Alle columns
Debet

Met Jan Heemskerk

Jan & Saskia. De naakte waarheid

Saskia Noort

Huidpijn

*Voor Klaas,
liefs Saskia
Noort*

Ambo|Anthos
Amsterdam

Deze roman is fictie. Alle namen, personages, plaatsen en gebeurtenissen zijn ontsproten aan de verbeelding van de auteur of fictief gebruikt. Elke overeenkomst met ware gebeurtenissen of bestaande personen berust op toeval.

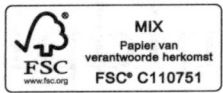

Eerste druk juni 2016
Tweede druk juni 2016 (gebonden)
Derde druk juni 2016 (dwarsligger®)
Vierde druk juli 2016
Vijfde druk augustus 2016
Zesde druk augustus 2016 (gebonden)
Zevende druk augustus 2016

ISBN 978 90 263 3139 8
© 2016 Saskia Noort
Omslagontwerp Moker Ontwerp
Omslagillustratie © Ernesto Diaz/Getty Images
Foto auteur © Mark Uyl

Verspreiding voor België:
Veen Bosch & Keuning uitgevers nv, Antwerpen

MELD JE AAN VOOR ONZE NIEUWSBRIEF

Zo blijf je op de hoogte van de nieuwste boeken van Ambo|Anthos *uitgevers* en ontvang je leuke extra's, zoals prijsvragen, exclusieve aanbiedingen en leesfragmenten. Ook word je geïnformeerd over onze lezingen, signeersessies en over andere interessante bijeenkomsten die wij geregeld organiseren.

Aanmelden kan via www.amboanthos.nl/nieuwsbrief

I am scared to fall apart when you're gone.
Cause all that would be left is some skin and bones.

– Julia Noah

Laisse-moi devenir
L'ombre de ton ombre
L'ombre de ta main
L'ombre de ton chien
Ne me quitte pas
Ne me quitte pas
Ne me quitte pas
Ne me quitte pas

– Jacques Brel

I

Soms zie je jezelf van een afstand zitten. Ben je je bewust van je stramme bewegingen, je starre gezicht, je hangende mondhoeken, je opgetrokken schouders. Soms zie je je eigen onhandigheid. Hoe je danst als je moeder. Hoekig, net naast het ritme van de muziek. Hoe je tegen de muur geleund staat, wachtend op een bekende, alleen op een feest waar iedereen elkaar lijkt te kennen. Soms zie je ineens dat je oud bent. Te oud om te zijn waar je bent. In een verkeerd leven.

Zoals nu. Ik zit op een plastic stoel, bladerend in een Duits vrouwenblad. In de spiegeling van de glazen wand die de balie van de wachtkamer afscheidt, zie ik mezelf. Leesbril op. Onderkin. Mijn haren slapjes bijeengebonden in een laf staartje. Naast me hangt Sam, nonchalant onderuitgezakt, starend naar zijn telefoon. Uit niets kun je opmaken dat wij van elkaar houden, of zelfs maar bij elkaar horen. De afstand is groot en voelbaar. Niet zoals ik me ooit voorstelde samen een kind te krijgen. Ik denk dat het aan mij ligt. Misschien heeft hij ineens gezien dat ik oud ben. Vindt hij me niet aantrekkelijk meer. Die dingen gebeuren. Ik weet het. Ik kan me herinneren hoe ik mijn ex Jasper zag in het harde licht, en ik wist dat mijn liefde verdwenen was, bijna van het ene op het andere moment. Zomaar. Het maakte me doodsbang. Het is afschuwelijk plotsklaps weg te willen rennen en de pijn in de ogen van je geliefde te zien bij iedere afwerende beweging die je maakt. Nog erger is het als jij die geliefde bent.

Volgens Sam maak ik me druk om niks. Zijn het de hormonen. En hij heeft gelijk. Die hormonen maken een huilerig, afhankelijk wezen van me. Eerst hebben ze drie maanden lang mijn cyclus stilgelegd, met als gevolg opvliegers en een kurkdroge vagina, nu spuit ik mezelf er al twee weken lang mee in om mijn eicelgroei te stimuleren en ben ik een wenend wrak. Ik weet dat ik Sam op de zenuwen werk. En dat hij zijn best doet. Hoewel hij het verschrikkelijk druk heeft met een of andere fusie met een Amerikaans bedrijf. Komende dagen heeft hij zichzelf vrij geboekt, ik zit in zomerreces, we hebben deze ivf-poging goed gepland. In de beste ivf-kliniek van Europa, waar ze de punctie onder algehele narcose doen, gevolgd door een overnachting in Breidenbacher, Düsseldorfs mooiste hotel. Ik mag echt niet zeuren.

Mijn buik rommelt. Ik pak Sams hand en kijk naar hem. Even vinden onze ogen elkaar, dan kijkt hij weg.

'We zijn zo aan de beurt,' zegt hij. 'Het komt goed.'

Ik breng zijn hand naar mijn mond en druk er een kus op. Ik wil dit zo graag, al jaren leef ik met het soms ondraaglijke verlangen naar een baby. Ik heb de buiken van vriendinnen zien groeien, hun pasgeborenen vastgehouden met diepe afgunst. Mijn voltallige redactie is inmiddels vader of moeder. Bij de meesten ging het vanzelf, *we waren er helemaal niet zo mee bezig*, zeiden ze. Bij anderen duurde het langer, maar uiteindelijk werd iedereen gewoon zwanger van seks, behalve ik. Er kwam een moment dat vrienden en kennissen niet meer durfden te zeggen dat ze een kind zouden krijgen en ik het pas zag als de buik niet meer te verstoppen was. Ze kregen er een, twee, drie en sommigen zelfs vier. En uiteindelijk werden we niet meer uitgenodigd. Het werd te pijnlijk, te ingewikkeld en ze kregen het te druk met hun gezin.

Onze eerste ivf-poging in een Amsterdams ziekenhuis liep uit op een drama waarbij ik bijna het leven liet. Bij de punctie, die geheel onverdoofd werd uitgevoerd, ben ik door een verkeerde prik bijna doodgebloed. Ik voelde het leven en de kracht uit me wegvloeien. Terwijl ik lag te hijgen en te zweten kreeg ik een koud doekje op mijn voorhoofd gedrukt en de opdracht vooral rustig en ontspannen te ademen.

Een verpleegster pakte mijn hand en op mijn woorden 'Ik heb het gevoel dat ik doodga' antwoordde ze kalm 'U bent bang, dat is helemaal niet gek, maar u moet wel blijven ademhalen', waarop ze een zakje voor mijn mond hield. Ik stootte nog een laatste ademtocht uit, toen werd het zwart voor mijn ogen. Na mijn ontwaken op de intensive care bleken ze twee liter bloed uit mijn buikholte gepompt te hebben en lag ik aan een antibiotica-infuus. Niet mijn bijna-dood ervoer ik als het ergste, maar het feit dat ze hadden besloten de drie bevruchte eicellen niet terug te plaatsen. Wellicht volgende maand, zeiden ze erbij. Die terugplaatsing volgde pas een halfjaar later en de drie vruchtjes verloor ik op de tweede dag van mijn cyclus.

Dus nu Duitsland. Een van de beste fertiliteitsklinieken van Europa, waar geen wachttijden bestaan, geen oordeel geveld wordt en je de behandelingen direct met pin betaalt. Dokter Schot is een Nederlander die hier is gaan werken omdat hij dan niet gebonden is aan de regels en beperkingen die in Nederland gelden. Ik pak Sams hand. Onze relatie lijkt op pauze gezet door het kindervraagstuk. Volgens Sam ben ik er te obsessief mee bezig. Maar ik kan niet anders. Het verlangen moeder te worden beheerst mijn totale wezen. Ik voel de tijd in mijn nek hijgen. En nee, ik ben niet zo'n vrouw die te lang heeft gewacht. Ik wilde mijn hele leven al een gezin. En we zijn drie jaar geleden begonnen er een te stichten. Nu, acht ki- en drie ivf-pogingen later, zitten we hier voor de laatste ronde, wat Sam betreft. Zijn hand ligt in de mijne als een stuk dood, koud vlees.

Als ik het tijdschrift terugleg op de stapel, word ik op mijn schouder getikt. Naast me staat een kleine, mollige vrouw in een paars velours joggingpak. Haar bolle wangen worden vuurrood als ik haar aankijk.

'Ja, sorry dat ik u lastigval, maar u bent het toch?'

Ik knik en pers er een glimlach uit. De ervaring leert dat je maar beter vriendelijk kunt reageren in dit soort situaties.

'Ach...' stamelt ze. 'Ik... ik ben echt een grote fan van u. Ik kijk altijd naar uw programma. En ik vind u ook heel mooi. Gewoon een mooi mens. Dat wilde ik even zeggen.'

'Dank u wel,' antwoord ik.

'U vindt het toch niet erg, hoop ik? Dat ik u zo... in deze omstandigheden...'

'Nee hoor,' lieg ik. 'Ik ben blij met kijkers als u.' Ik probeer dankbaarheid uit te stralen.

'Ik wist niet, nou ja, hoe zeg je dat? U bent de laatste die ik hier had verwacht. Bent u op reportage of...'

'Ja,' zeg ik snel. 'Op reportage. Dokter Schot is tenslotte de grootste fertiliteitsspecialist van Europa.'

De vrouw knikt driftig. 'Hij heeft me al twee kinderen gegeven. We gaan nu voor de derde ronde.' Ze legt een hand op haar buik en kijkt alsof ze godbetert Maria zelf is.

De derde ronde. Ik kan haar wel slaan.

'U leek me ook niet het type voor een gezin. Met uw werk en zo...'

Ik kijk naar Sam en rol met mijn ogen, zodanig dat zij het niet ziet.

'Zou u misschien... Tss, dit is echt een beetje gênant,' grinnikt ze, 'maar zou u misschien met mij op de foto willen?'

'Uiteraard,' zeg ik tegen haar. Haar man staat al klaar met zijn telefoon. Ik leg een arm om haar schouder, buig mijn hoofd zodat ik het goede licht vang en lach de Sylvie Meis-lach. Tanden bloot, onderkaak iets naar voren, hals uitgestrekt en de ogen zo open mogelijk.

Op dat moment komt dokter Schot zijn spreekkamer uit. 'Mevrouw en meneer Knippenberg, komt u binnen?'

2

We nemen plaats tegenover dokter Schot, die ons dossier openslaat en daarbij de bril die op het puntje van zijn neus rust omhoogduwt.

'Alles goed gegaan?' vraagt hij terwijl hij ons dossier doorbladert.

'Ja,' antwoord ik.

'Geen bijwerkingen van de hMG en de hCG?'

'Jawel, maar dat hoort erbij, toch?'

Ik heb de hele tijd het gevoel dat ik grote fouten maak. Als je de spuiten al niet goed kan zetten en je er ook nog eens zo labiel als een ui van wordt, hoe denk je dan ooit een kind te kunnen opvoeden en verzorgen?

'Welke bijwerkingen hebt u ervaren?' Dokter Schot vouwt zijn handen en laat zijn dunne, gespannen lippen tegen zijn gemanicuurde vingers rusten.

'Pijnlijke borsten, opgezette buik, maar ik werd vooral erg moe en huilerig.'

'Zeg dat wel,' grinnikt Sam.

'Het is misschien een goed idee als u een multivitamine-preparaat gaat slikken.'

Ik kijk van Sam naar dokter Schot. Beiden irriteren me ineens. 'Dat doe ik uiteraard al. Zoals ik ook gezond eet, niet rook, niet drink, goed slaap en genoeg beweeg.' Die laatste twee lieg ik erbij. Ik slaap extreem slecht en mijn dagelijkse beweging beperkt zich tot traplopen en fietsen naar de studio.

'Wel,' zegt dokter Schot, 'laten we ons dan klaarmaken voor de punctie. Ik zag op uw echo vijf grote follikels aan de rechterkant. Er is helaas geen garantie dat die vijf follikels ook een eitje bevatten... maar dat gaan we straks zien. U kunt zich melden bij de poli. Daar zullen ze u een operatiehemd aantrekken en meenemen naar de behandelkamer, waar de anesthesist u onder narcose brengt. Ik zie u na afloop. U, meneer Knippenberg, mag mee met mijn assistente. Zij zal u naar het kamertje brengen waar u uw sperma kunt afgeven. Hebt u nog vragen?'

Ik schud mijn hoofd. Ik heb wel duizend vragen. Maar die kan dokter Schot waarschijnlijk niet beantwoorden. Sam legt zijn hand in mijn nek. Mijn lichaam veert op. Heel even zijn we weer verbonden.

'Succes,' wenst Schot ons toe.

'Dank u wel,' zucht ik en ik bal mijn vuisten. Het gaat lukken, deze keer. Het moet.

Als ik ontwaak voel ik een traan over mijn wang glijden.

Een verpleegster kijkt me meelevend aan. 'Daar bent u weer,' zegt ze zacht en ze geeft me een tuitbeker water. 'Het is heel goed gegaan. Uw vriend komt eraan.' Ik krijg een tissue van haar en ik veeg mijn ogen droog. 'Dat is een reactie op de narcose,' zegt ze geruststellend. 'Sommigen worden schreeuwend wakker, of juist heel hard lachend.'

Mijn handen en voeten zijn ijskoud, mijn hart kookt van angst.

Ik wacht voor mijn gevoel uren tot Sam en dokter Schot aan komen lopen. Gemoedelijk, lijkt het, verbonden in hun mannelijkheid. Sam met gebogen hoofd en zijn handen in de zakken van zijn designerjeans, Schot met ons dossier onder zijn arm. Wanneer ze bij mijn bed arriveren, legt Schot het dossier op het nachtkastje naast me en pakt mijn hand. Ik glimlach naar hem. Het gaat automatisch. Wanneer ik bang of boos ben, verschijnt de stralende lach die me beroemd heeft gemaakt. Ik wil het niet, maar ik kan niet anders.

'Hoe voelt u zich?' vraagt Schot.

'Redelijk,' antwoord ik. 'Een beetje slapjes. En mijn onderbuik begint nu echt pijn te doen.'

Sam gaat op het klapstoeltje naast me zitten en strijkt met zijn hand over mijn voorhoofd.

'Als u de pijn een cijfer zou moeten geven, welk cijfer zou dat dan zijn? Als nul geen pijn is en tien ondraaglijk?'

Ik ken het riedeltje. Ik heb nauwelijks pijn. Ik wil alleen niets meer voelen. 'Een acht.'

'Ja, dat is wel een beetje zorgwekkend. Ik zal de verpleegkundige vragen u een pijnstiller te geven.' Hij trekt mijn deken omlaag en doet mijn operatiehemd omhoog. Legt voorzichtig zijn koele hand op mijn buik en drukt zachtjes. 'Ik voel geen spanning. Geen interne bloeding...' Hij doet mijn hemd weer naar beneden en dekt me toe. 'Luister. Ik heb goed nieuws. We hebben vijf mooie eicellen. Dat is echt een prachtige score voor uw leeftijd. Dus we kunnen direct aan de slag, als we de uitslag hebben van uw mans sperma.'

'Vriend,' zeg ik. 'Sam en ik zijn niet getrouwd.'

Ik hoor hoe Sam zijn keel schraapt. Ik kijk naar hem en zie rode vlekken van onder zijn driedagenbaardje naar zijn konen schieten.

'Ik heb het niet gedaan,' stamelt hij.

'Wat niet gedaan?' vraag ik.

Hij kijkt naar het plafond en ziet eruit alsof hij elk moment over zijn nek kan gaan. Dokter Schot doet een stap achteruit en kijkt Sam vragend aan. 'Meneer Knippenberg? Is er iets niet goed gegaan? We hebben nog tijd, u kunt nog even...'

'Mijn zaad,' gooit Sam eruit. 'Afgegeven. Ik heb het niet gegeven. Ik heb het weggegooid...'

'Dat kan gebeuren,' zegt Schot. 'U kunt het over een uurtje opnieuw doen?'

'Is het dan nog wel goed?' vraag ik.

Sam wrijft met zijn handen over zijn bovenbenen. Zijn halflange haar verbergt zijn voorover hangende gezicht. Dokter Schot begint een uiteenzetting over de hoeveelheid gezonde spermacellen die een man per dag kan produceren, maar Sam onderbreekt hem.

'Nee.'

'Jezus, Sam.' Ik voel me wonderlijk rustig. Alsof alles in mij hierop was voorbereid. Bijna opgelucht. Sam doet al weken, of eigenlijk al maanden raar.

'Ik kan het niet. Het is niet goed.' Hij schudt zijn hoofd en blijft naar de linoleumvloer staren.

'Wat is niet goed? Je zaad? Wat is niet goed, Sam?'

'Ik laat jullie eventjes alleen,' zegt Schot en hij maakt zich haastig uit de voeten.

Ik zie de tranen op Sams spijkerbroek druppen en hoop dat de verpleegkundige snel met de pijnstillers komt.

'Het spijt me, Anne,' stamelt hij.

'Wil je nu alsjeblieft ophouden met dit drama en gewoon vertellen wat er precies aan de hand is,' zeg ik. Mijn maag knort hoorbaar.

'Ik kan hier niet mee doorgaan. Ik dacht tot vanochtend dat het niet zou uitmaken, en ik gun het je zo.'

'Ons,' val ik hem in de rede. 'We hebben het hier over ons kind.'

'Ik stond in dat hokje en toen kwam het zo hard binnen, het besef...' Hij haalt zijn neus op en veegt met de mouw van zijn trui z'n snot weg. 'Het is een toneelstuk.'

'Wat? Wat is een toneelstuk? Ik lig hier, mijn eitjes zijn net weggehaald. We zijn hier al drie jaar mee bezig. Het is onze droom, weet je nog? Jij en ik, ons kindje... Dit is allemaal verdomd echt.'

'Voor jou. Niet voor mij.'

'Je kunt toch moeilijk beweren dat je al drie jaar lang doet alsof je een gezin met mij wilt.'

'Er is iets veranderd. Ik ben veranderd.'

'En dit is het uitgelezen moment om dat aan mij te vertellen?'

Eindelijk kijkt hij me aan. Zijn ogen waterig, zijn huid bleek.

Dit is de man van wie ik hou. Als ik naar hem kijk, groeit mijn hart. Iedere avond, hoe laat het ook is, hoe moe, chagrijnig of gestrest ik ook ben, nestel ik me in zijn armen, mijn kont tegen zijn pik, zijn hand om mijn borst. Onze lijven zijn een. Daar is niets aan veranderd. Ik merkte dat hij afweziger was, sneller geïrriteerd, dat hij me minder kuste tijdens het neuken, ja, ik voelde de afkoeling van zijn hart, en ik had me voorgenomen erover te praten. Als we zwanger waren.

'Jij was alleen maar bezig met dit,' zegt hij verwijtend en hij spreidt zijn armen.

'Ah, het is mijn schuld.'

We staren elkaar aan. Ik schrik van de dofheid in zijn ogen. Het is veel erger dan ik vermoedde.

'Nee,' zegt hij. 'Het is niet jouw schuld. Ik ben fout. Dat is wat ik me realiseerde daar in dat hok, met mijn pik in mijn hand. Hoe laag ik gezonken ben. Het was alsof ik in de spiegel keek. Een volwassen man die uit puur schuldgevoel zijn zaad gaat geven. Zo mag het leven van dit kind niet beginnen.'

'Ons kind, Sam. We wilden het allebei. Met elkaar.'

Zijn hoofd duikt tussen zijn schouders. 'Klopt. Maar er is iets veranderd.'

'Ik weet het. Ik weet dat ik het te druk heb gehad, te veel met mezelf bezig ben.'

'Dat is het probleem niet...'

'Vertel me dan wat het wel is, Sam.'

'Ik ben verliefd.' Hij verstopt zijn gezicht in zijn handen.

Sam is de prater van ons tweeën. Als we ruzie hebben, gooit hij er een stortvloed aan woorden uit, terwijl ik een beetje bokkig tegenover hem zit, mijn hersenen een grote brij van gedachten die ik niet kan omzetten in logische, goed onderbouwde zinnen en argumenten. Hij beukt me murw met zijn teksten totdat ik niets anders kan dan huilen en mezelf op de wc opsluiten. Dat is precies waar ik nu ook zin in heb.

Hij zit naast me op het bed. Ik leg mijn hand op zijn schouder.

Sam kijkt op. Ik schenk hem mijn glimlach en hij voelt zich aangemoedigd om eindelijk zijn hart te luchten.

'Al drie maanden of zo. Ik was er niet naar op zoek, Anne. Mijn keuze was gemaakt. Ik wilde met jou een gezin zijn. Samen oud worden. Dat was de intentie. Maar toen kwam ik haar tegen.'

'Wie?'

'Ze kwam solliciteren naar een stageplek. We zaten tegenover elkaar en het was meteen duidelijk. Onvermijdelijk. Ik schrok me rot. Heb haar natuurlijk niet aangenomen. Ik dacht: bij deze vrouw moet ik ver uit de buurt blijven.'

Ik hoor alleen maar: jong. Mijn vriend gaat ervandoor met een stagiaire. Jong. Kan nog jaren baren. Gewoon vanzelf. Jong. Met leuke vrienden, eindeloze energie en geen enkele verantwoordelijkheid. Jong. Wat een godvergeten cliché.

'Dat uit de buurt blijven is blijkbaar niet echt gelukt.'

'Ik kwam haar overal tegen. In de kroeg, op de Lampenuitreiking, bij de sportschool, uiteindelijk zelfs in de supermarkt. Toen zijn we een borrel gaan drinken.'

Het raast in mijn hoofd. Als een gek ga ik de afgelopen drie maanden na. Ik herinner me dat het me opviel dat hij ineens iedere vrijdagmiddag naar het café ging. De Lampenuitreiking waar ik beter niet mee naartoe kon gaan omdat het niets voor mij zou zijn, gezien mijn alcoholvrije hormoonspuitfase. De verjaardag van mijn buurmeisje waar hij ineens heel vroeg weg moest omdat er crisis was op kantoor, waarna hij pas om acht uur 's morgens weer thuiskwam. Drie tripjes naar Londen die hij het liefst in zijn eentje maakte omdat hij er snoeihard moest werken.

Er kan een hoop gebeuren in drie maanden.

Ik hoor mezelf vragen naar haar naam.

'Ik weet niet of dat nu zo van belang is.'

Hij maakt me razend.

Eindelijk is daar de verpleegster met de pijnstillers. Ze neemt mijn temperatuur en bloeddruk op en het valt haar op dat beide laag zijn.

'Ik breng u zo even wat soep en een broodje. Daar moet u wel van opknappen.'

Ik neem de twee tabletten in met water.

'Wenst u ook een kommetje soep?' vraagt ze aan Sam.
'Graag,' antwoordt hij. Als ze wegloopt, legt Sam zijn hoofd op het bed. 'O, het voelt goed eindelijk eerlijk te kunnen zijn, zeg.'
Ik streel zijn hoofd. Het is zo'n bekend gebaar. Ik ben me nog nooit zo bewust geweest van zijn haar als nu. De muskusgeur die ervanaf komt, de weerbarstige structuur. Ik slik mijn tranen weg.
'Sam?' vraag ik.
Hij knikt en blijft liggen.
'Je kunt het me niet afnemen. Niet nu we al zo ver zijn. Geef alsjeblieft je zaad. Geef me deze kans. Het is mijn laatste.'

3

Ik ril. De soep en het broodje hebben niet geholpen. De pijnstillers evenmin.

'Meneer Knippenberg,' begint Schot. 'Bent u eruit?'

We zitten weer in de spreekkamer. Ik staar naar de platen aan de muur waarop een baarmoeder is getekend.

'Het spijt me,' zegt Sam. 'Ik ga het niet doen.'

Schot trekt een wenkbrauw op. 'Dan vriezen we de eicellen in,' antwoordt hij. 'U kunt zich uiteraard nog bedenken.'

'Is het misschien ook mogelijk mijn eitjes te bevruchten met donorzaad?'

Nu schieten beide wenkbrauwen omhoog.

'Doe normaal, Anne,' zegt Sam.

'Ik vind het een heel normale vraag. Ik ben hier gekomen... Ik heb al die moeite gedaan om moeder te worden. Nu wordt me die kans ineens ontnomen door jou. Ik kan het toch ook met een donor doen? Lijkt me een kleine moeite, nu we zo ver gekomen zijn.'

'Het lijkt me het verstandigst als u hier even de tijd voor neemt,' zegt Schot. 'Mocht u een geschikte donor gevonden hebben, dan zullen we u uiteraard helpen. Maar alleen een kind krijgen is iets heel anders dan samen, en een heel ander traject hier binnen de kliniek. Er is een lange wachtlijst, gezien het grote gebrek aan zaaddonoren.'

'Kunt u me daar in ieder geval alvast op zetten?'

'Uiteraard.' Schot maakt een notitie in ons dossier, dat nu plots alleen van mij is. 'Verder nog vragen?'

We schudden beiden ons hoofd.

Schot staat op en steekt zijn hand uit. 'Ik hoop dat u eruit komt samen.'

Ik kom overeind en wankel. Ik wil hier niet weg. Zodra ik deze deur uit loop en in de auto stap, is alle hoop vervlogen. Ik wil niet meer praten met Sam, niet nog meer horen over zijn verliefdheid, niet overleggen hoe het verder moet, ik wil niet alleen zijn, ik wil geen media trotseren, ik wil niet alleen verder. Dat staat niet in het script.

Schot pakt me bij mijn elleboog en vraagt of het wel gaat. 'Ik zal de verpleegkundige vragen met u mee te lopen. Misschien kan uw man een rolstoel halen?'

'Mijn vriend,' bijt ik hem toe.

4

Sam rijdt. Ik doe alsof ik slaap. Mijn handen liggen op mijn buik. Af en toe lijk ik de diepte in te vallen, eindeloos en alleen. Ik denk aan onze eerste ontmoeting, op de bruiloft van een vroegere collega. Sams ogen die me overal volgden, tot we tegenover elkaar stonden op de dansvloer. Hij sprong om me heen, uitbundig en onhandig maar vastbesloten met mij mee naar huis te gaan. Daar hou ik van. Een man die weet wat hij wil. Die mijn hand pakt, me meeneemt en vertelt hoe we samen verdergaan. Sam leek zo'n man. Al was hij dan acht jaar jonger, hij sprak vol zelfvertrouwen. Het was onmogelijk nee tegen hem te zeggen.

Ik heb mijn ogen dicht. Mijn borstkas bezwijkt bijna onder de druk. Wat gaat er straks gebeuren? Gaat hij weg? Moet ik hem wegsturen? Ik haat hem om wat hij zojuist gedaan heeft, maar de gedachte dat hij straks met een paar koffers het huis zal verlaten verscheurt mijn hart.

Drie jaar geleden stelde hij voor de pil door het toilet te spoelen. We doen het gewoon, zei hij. We zien wel. Ik wil jou als de moeder van mijn kinderen, niemand anders. En de tijd dringt, Anne. Negenendertig was ik. De tijd drong al een tijdje. We kenden elkaar amper een jaar. Al mijn dromen waren uitgekomen. Een schitterende carrière. Een liefdevolle relatie met de mooiste man van Amsterdam. En dan nu eindelijk een kind. Een gezin. Het was het wachten waard geweest.

Sam pakt mijn hand. 'Slaap je echt?' Hij wil praten. Natuurlijk wil hij dat. Hij doet niets liever. 'Je blijft mijn beste vriend, An. Ja, toch?'

Sam is bevriend met al zijn exen. Eens per maand eet hij met Daphne. Barbara is zijn rechterhand. Op zijn verjaardag zijn ze er allemaal en als er eentje in de problemen zit, bellen ze hem. Ik noem ze zijn 'harem'. En nu wil hij dat ik een van hen word.

'Is het over dan?' vraag ik.

'Ik zal het toch moeten uitzoeken.'

'Met haar.'

'Ik denk dat ik een tijdje op mezelf wil wonen. Dat ik tijd nodig heb. Een soort time-out.'

'En wat verwacht je dan precies van mij?'

'Niets,' zegt hij. 'Ik wil gewoon dat je leeft en plezier maakt. Je hoeft niet te wachten. Als wij *meant to be* zijn, dan komt het wel weer goed. Dan gaat het vanzelf.'

Sams blik is gefixeerd op de weg. Hij heeft me vandaag eigenlijk maar één keer aangekeken, nadat hij in tranen was uitgebarsten. Ik zie dat hij opgelucht is en ook dat hij zich schuldig voelt. Dat hij niet kan wachten om thuis te zijn en zijn spullen te pakken, weg van mijn verdriet en verwijten.

Mijn telefoon gaat. Ik neem op.

'Hoi! Met Roy van *RTL Boulevard!* Hoe gaat-ie?'

'Uitstekend,' lieg ik. 'Erg druk…'

'Luister, we hebben zojuist een tip gekregen en wij hier vinden het heel erg jammer, zou je er iets over willen zeggen vanavond in *Boulevard*? Gewoon telefonisch?'

Het wordt koud om mijn hart. Die vrouw in de kliniek.
'Ik heb geen idee... Waar gaat het over?'
Sam kijkt naar me met gefronste wenkbrauwen.
'Dat *Rondom Nieuws* ophoudt...'
'Ach welnee. Hoe komen jullie daarbij?'
'Dat schijnt vanochtend besproken te zijn met de producent en AVROTROS. Onze vraag is vooral: ga je een nieuw programma maken?'
'Beste Roy, ik weet echt niet waar je het over hebt. Ik ga ophangen en mijn agent bellen, oké?'
'Oké. Maar wij staan aan jouw kant, hè? Je bent niet voor niets televisievrouw van het jaar geworden vorig jaar, toch? Als je iets kwijt wilt bel je ons, ja? Dag schat, zet 'm op, hè?'
Ik zie dat ik vele gemiste oproepen heb, drie sms'jes en een hele reeks appjes.
'Wat is er aan de hand?' vraagt Sam.
'Iets met *Rondom Nieuws*.'
Ik bel Don.
'Jezus Anne, ik heb je wel duizend keer gebeld.'
'Drie keer om precies te zijn,' zeg ik. 'Wat is er aan de hand?'
'*First things first*. Hoe is het gegaan?'
'Goed.' Ik heb geen zin om Don door de telefoon te vertellen hoe het echt zit.
'En hoe voel je je?'
'Raar. Beetje pijn in mijn onderbuik en wazig van de pijnstillers, maar verder wel oké. Ik word net gebeld door *Boulevard* dat we ophouden?'
'Ze hebben godverdomme de stekker eruit getrokken. De omroep. Ik laat onze advocaat er al naar kijken.'
'Waarom in hemelsnaam?'
'Ja, *the usual*. Tegenvallende cijfers, vernieuwing, past niet meer in het omroepprofiel, dat soort gezeik.'

'De cijfers waren juist gestegen de laatste paar weken.'

'Ja, ach, schiet mij maar lek. Ik ben zo klaar met die publieke. Maar An, weet je, iedereen wil jou. Laat ze de tering krijgen.'

'Maar hoezo weet *RTL Boulevard* dit al? Staat het al op Twitter? Dat trek ik echt niet nu.'

'Geen idee. Laat jij je maar even lekker vertroetelen door Sam in dat chique hotel. Ik ga een plan maken. Er liggen zoveel aanvragen voor je. Kun je nu lekker wel aan *Robinson* meedoen, haha.'

'We zijn onderweg naar Amsterdam. Laten we morgen om de tafel gaan zitten.'

'Huh? Je zou een nacht in Duitsland blijven.'

'Ik spreek je morgen. Kus.'

'Oké, oké, ik vraag niet verder. Hou je taai. Kus, knappie.'

'*Problemos?*' vraagt Sam. Het irriteert me dat hij dit woord gebruikt. Alsof alles draaglijker wordt als je er grappig over doet. Dit is geen moment voor geintjes. En het laatste waar ik zin in heb is met hem te delen dat ik via *Boulevard* moest vernemen dat mijn programma stopt. Hem de gelegenheid te geven te denken: zie je, zij zijn haar ook zat. Tijd om dit zinkende schip te verlaten.

'Het zat er natuurlijk aan te komen.' Zijn vingers trommelen op het stuur mee met de muziek. 'Met die cijfers en de veranderingen binnen het omroepbestel.'

Kennelijk weet hij donders goed waar het telefoongesprek over ging.

'Je moet gewoon naar de commerciëlen, schat, die staan te popelen om iemand zoals jij in te lijven. Mooi en met inhoud.'

'Hoe heet ze?' vraag ik voor de tweede keer.

'Doet dat ertoe?'

'Ja. Ik zit er niet op te wachten om ook dat te vernemen via *Boulevard*.'

'Het is nog helemaal niet zeker tussen ons, An. Zij wil geen relatie met mij. Ze gaat niet met gebonden mannen en ze vindt me te oud. Ze is heel ambitieus en kan er geen relatie bij hebben.'

Dus dat is al besproken. Een relatie.

'Ze gaat niet met gebonden mannen,' zeg ik met een hoog stemmetje. 'Wat doet ze dan met jou?'

'Niks... Ze houdt heel veel afstand.'

'Ik begrijp niets van wat je zegt. Je dumpt me terwijl ik lig bij te komen van een punctie, je zegt dat je verliefd bent, en nu ineens doen jullie niks. Het ergste is al gezegd, Sam, zet me alsjeblieft niet voor lul. Vertel gewoon hoe het echt zit. Kutter kan het toch niet meer worden.'

Ik zie hem slikken en ik weet niet wat ik liever wil: hem voor zijn leugenachtige bek slaan of me wanhopig snikkend in zijn armen werpen.

'Het heeft niets met ons te maken. Wij hebben onze eigen problemen en die zijn denk ik te groot om op te lossen. Praten over haar leidt alleen maar af van waar het echt om gaat. Onze relatie, en dat wij geen toekomst hebben. We moeten ophouden onszelf voor de gek te houden.'

Zijn woorden en zinnen zijn scherpe pijltjes die steevast doel treffen. Hij zegt zoveel, in zo'n korte tijd, dat mijn brein bijna explodeert van de overvloed aan informatie. We hebben grote problemen. Die zijn niet op te lossen. We hebben geen toekomst. We houden onszelf voor de gek. Zij heeft er niets mee te maken. Als een razende ga ik in mijn hoofd het recente verleden af op zoek naar bewijzen van onze grote problemen. Ik vind ze niet. Ik weet dat we te weinig tijd voor elkaar hebben vrijgemaakt. Niet goed naar elkaar hebben geluisterd. Te weinig seks misschien. Maar dat lag niet aan mij. Mijn lichaam heeft iedere nacht zijn lichaam opgezocht. Omdat hij mijn liefde is met wie ik zeker oud zou worden en een kind zou krijgen. Ik kan me een leven zonder hem niet eens voorstellen. Bij het idee morgen alleen wakker te worden moet ik bijna overgeven.

'Hoe dan ook, lieverd, als ik jou was zou ik me gaan focussen op je werk. Dat lijkt me voor nu belangrijker. Laat mij het maar even uitzoeken. Denk gewoon: fuck you, Sam Knippenberg, ik heb wel iets anders aan mijn hoofd. En door.'

Ik bijt op mijn lip. Ik gun hem mijn tranen niet. En hij heeft gelijk. Fuck you, dat zou het beste zijn. Fuck you en de groeten. De Anne die bekend is bij het grote publiek zou dat doen.

5

We zijn thuis. Sam parkeert de auto. Ik open de voordeur. De vertrouwde geur van ons huis rijt mijn hart open. Ik heb me met al mijn kracht verzet tegen een drama, maar het welt op vanuit de koude steen die mijn baarmoeder nu is. Straks gaat hij weg. De enige persoon in de wereld die ik zo vertrouwde dat ik hem toeliet in mijn zorgvuldig afgeschermde wereld. Er zijn meer mannen geweest, maar de liefde was nooit zo groot als die voor Sam. Misschien omdat hij precies op het juiste moment kwam. Of omdat hij zo goed is met woorden en hij mij richting geeft. Zonder hem ben ik niks. Niemand. Hij mag niet gaan.

Ik neem twee paracetamolletjes en probeer mezelf ervan te overtuigen dat er een leven is zonder Sam. Ik ben een publiekslieveling. Ik win *style awards* en word ook al jaren op rij Nieuwsvrouw van het Jaar. Ik heb een Televizierring en een Opzij Power Award. Driehonderdtweeënzeventigduizend volgers op Twitter. Ik ben Zomergast geweest en heb bij *College Tour* gezeten. Ik ben iemand die zich wel redt, die overleeft. Ik dep mijn gezicht met water. Daarna was ik mijn handen en veeg mijn wangen droog met een handdoek die ruikt naar rozen. Het is belangrijk dat ik nu verstandig ben. Geen melodrama. Ik moet Sam mijn sterkste kant laten zien. De vrouw zijn van wie hij denkt: Jezus, wat een kanjer van een wijf. Ik doe foundation en mascara op en stift mijn lippen. Een beetje parfum achter mijn oren en tussen mijn borsten. Dan ga ik naar de slaapkamer en vervang mijn joggingpak voor een witte satijnen pyjama en bijpassende peignoir. Ik kijk naar mezelf in de spiegel tegenover het bed. Denk aan alle seks die we gehad hebben, precies hier, hoe hij me van achteren nam, starend naar onze beukende lijven. Hij kan dit alles toch niet zomaar weggooien? Vorig jaar wilde hij nog trouwen. Het is een bevlieging. Een soort midlifecrisis en dat is helemaal niet zo gek. En ik ben de vrouw die dit aankan. Ik kan hem loslaten. Ruimte geven. En evengoed van hem houden. Ik kan dit. En als ik het niet kan, dan kan de Anne van het grote publiek het wel.

Ik ga naar beneden en doe de lichten aan. Steenkoud heb ik het, ondanks de zomerhitte. Ik zet nieuwe kaarsen in de kandelaars en schenk een glas rode wijn in. Het mag weer. Ik toets Neil Young in op de afstandsbediening van de Sonos en ga aan de keukentafel zitten. Uit het laatje onder het tafelblad pak ik een halfvol pakje Marlboro. Ik haal er een sigaret uit en steek die aan in de vlam van de kaars. In de hal hoor ik de deur slaan. Sam is eindelijk binnen. De afgelopen jaren was dit een vertrouwd geluid. Iets waar ik geen enkele aandacht meer voor had. Hij is thuis en hij moet thuis blijven. Het maakt me allemaal niets uit. Dat hele wicht interesseert me geen reet. Waarschijnlijk heb ik het verhaal verschrikkelijk overdreven in mijn hoofd. Het kan nog meevallen. Ik maak altijd overal zo'n drama van, zegt Sam en daar kan hij weleens gelijk in hebben.

Hij loopt langs de keuken naar boven. Ik hoor hem naar de wc gaan. Misschien denkt hij dat ik al op bed lig. Ik hoor

kastdeuren slaan. 'Wat ben je aan het doen?' roep ik.
'Ja, wat denk je?'
Ik druk mijn peuk uit en haast me naar boven. Op bed liggen een grote stapel kleding en een koffer.
Sam pakt een overhemd en vouwt het zorgvuldig op voordat hij het in de koffer legt.
'Jezus, Sam.'
Hij kijkt op. Zijn ogen staan koud. 'Ja,' zegt hij onbeholpen en hij gaat verder met vouwen en inpakken.
'Dit gaat mij echt allemaal veel te snel…'
'Ik denk dat het het beste is.'
'Vanochtend zaten we nog hand in hand in een ivf-kliniek.'
'Ik weet het. En het spijt me dat ik het zover heb laten komen. Ik heb dit ook niet allemaal van tevoren uitgedacht of zo. Ik kreeg een inzicht. En hoe kut het ook voor jou is, ik heb me in lange tijd niet zo helder en vrij gevoeld.'
Ik wil me aan zijn voeten werpen. Ik wil hem net zo lang vasthouden tot hij weer normaal wordt. Wij, Sam en Anne, wij horen bij elkaar. Iedereen zegt het. Sam ook, tot voor kort. *Jij bent mijn grote liefde.*
'Als we nou eens van de week, als alles weer een beetje rustig is, gaan zitten en praten. Overdag, ergens in een cafeetje. We zijn nu allebei zo bezig met onze eigen emoties…' zegt Sam.
Hoe kan over een paar dagen alles weer rustig zijn?
'En ik denk dat we nu het beste een wijntje kunnen drinken en dan samen gaan slapen. Sam, je kunt me toch zo niet alleen laten?' Ik doe er alles aan om niet te gaan huilen. Ik bijt op mijn tong, bal mijn vuisten, ik probeer diep en rustig adem te halen. Speeksel vult mijn mond en mijn neus zit potdicht. Achter in mijn keel klopt de paniek. Het is echt. Hij gaat. En dan komt het toch. Het afschuwelijke

gevoel van totale verlatenheid dat ik ken uit mijn jeugd. Het diepe besef dat ik alleen ben en altijd alleen zal zijn. Waardeloos en mislukt. Een verstotene. Ik heb me erin bekwaamd te doen alsof ik iets voorstel, maar Sam heeft me doorzien. Ik ga op de rand van het bed zitten. Ik weet niet waar de geluiden vandaan komen die ik produceer. Ik klink als een gewonde kat.

'Doe dit jezelf niet aan, lieverd,' zegt Sam zacht en hij legt zijn hand op mijn hoofd. Ik sla mijn armen om zijn benen en trek hem tegen me aan. Ik voel zijn weerstand. Hij valt op het bed en dan liggen we uitgeput tegen elkaar aan. Mijn hoofd op zijn buik, zijn warme hand op mijn rug. Onze lichamen hebben nog niet begrepen dat het over is.

'Luister, Anne, het is echt het beste als ik nu ga. Jij moet slapen, ik moet tot mezelf komen. Ik bel je morgen, oké? Of ik kom langs. Maar ga slapen, ja? Geen rare dingen doen.' Hij streelt mijn haar.

'Blijf,' zeg ik. 'Blijf alsjeblieft.' Ik draai me om en vouw zijn handen om me heen. Mijn kont tegen zijn pik. Zijn neus in mijn hals. En ik wacht tot onze ademhaling en hartslag één zijn.

6

Als ik wakker word, is hij weg. Hij heeft het dekbed over me heen gelegd en de koffer met kleren meegenomen. Ik kijk op de wekker. Het is kwart over vijf. Buiten beginnen de vogels te kwetteren. Hij heeft geen bericht achtergelaten.
    Ik douche en kleed me aan. Slapen lukt toch niet meer. In de badkamer zoek ik naar spullen die Sam vergeten is. Ik vind een zilveren armband, een halfleeg flesje Creed, een doosje met daglenzen, een tube psoriasiscrème en zijn achterlijk dure vitaminepillen. Ik stop het allemaal in een schoenendoos, nadat ik een beetje Creed op mijn polsen heb gespoten. Dan loop ik de kasten na, in de hoop nog meer te vinden. Hij heeft zijn mooie zwarte lamswollen badjas, die ik hem vorig jaar met kerst cadeau heb gegeven, achtergelaten. Ik vind nog wat boxers, een stapel zwarte T-shirts, zijn Nikes en een hele lade vol sokken. In de wasmand liggen zijn spijkerbroek en grijze sweater. Ik ruik eraan en trek de sweater over mijn hoofd.

Fuck Sam en ga als een gek achter een nieuw programma aan, denk ik terwijl ik een cupje in het Nespresso-apparaat stop. Ik bel Don en als ik een vrouwenstem hoor zeggen dat dit nummer niet bereikbaar is, realiseer ik me dat het zaterdag is, en nog geen zeven uur. Ik neem mijn koffie mee naar buiten, naar het bankje voor mijn deur. Ik steek een sigaret op. Drie jaar lang ben ik op het obsessieve af verre gebleven van drank, snacks, drugs en sigaretten, maar nu maakt het me niets meer uit. Ik word geen moeder. Daar moet ik me maar eens bij neerleggen. Het accepteren. Me overgeven aan de feiten.

Aan de gracht is het koel, en het ruikt er naar sloot. Ik neem kleine slokjes koffie. De peuk maakt me duizelig. Als ik hem op de grond uittrap, komt mijn buurmeisje Jazz aanfietsen. Hoewel het zomer is, draagt ze een zwarte muts. Haar ogen zwaar opgemaakt, haar lippen felrood. Ze heeft geen idee hoe knap ze is. En jong. Ze zwaait en gooit haar fiets tegen de muur van haar huis. Jazz komt al langs zolang ik hier woon. De eerste keer was ze elf. Ze belde aan om te vertellen dat ze haar verjaardag ging vieren in de tuin, wat misschien een beetje overlast zou kunnen geven. Ze liep door naar binnen en nam plaats aan de keukentafel. Alsof ze hier al jaren kwam. Later wil ik precies zo worden als jij, zei ze.

Jazz ploft naast me op de bank. *'Oh, what a night.'*

'Zeg dat wel,' antwoord ik.

'Ben je ook op stap geweest?'

'Niet echt. Wil je koffie?'

'Ja! Heerlijk.'

Ik ga naar binnen en maak twee cappuccino's. Als ik terugkom heeft ze een joint opgestoken. Ze rookt als een kleuter.

'Wat heb je uitgespookt?' vraag ik.

'Ach, the usual. Beetje met vrienden gehangen in het Vondelpark.'

'Tot halfzes?'

'Blijkbaar.'

'Wat doe je dan zo'n hele nacht in dat enge park?'

'Nou, zo eng is het niet, hoor. We zijn met een hele *gang*. En we hebben muziek bij ons, en drank. En drugs.' Ze grinnikt.

Ik kijk haar verontrust aan.

'*Chill out*. Het is niet dat we ergens heen kunnen, weet je. We mogen nergens in, mogen niet drinken, dus ja, dan blijft er weinig anders over dan je eigen feestjes bouwen en een beetje klieren. Maar *no worries*, Tjebbe is met me mee naar huis gefietst.'

'Tjebbe? Heb je een vriendje?'

Ze neemt een diepe haal van haar joint en knijpt met haar ogen. 'No way. We zijn gewoon platonisch. Tjebbe is zo'n gast... Je kent het wel, zo'n lieve volgzame, die doet wat je zegt en uittreksels voor je schrijft en zo.'

'Ja,' zeg ik. 'Die types ken ik. Koester hem. Je hebt meer aan zo'n jongen dan aan die spannende, moeilijke types.'

'Duh. Maar ze zijn niet bepaald geil.'

Ik zucht, pak de joint uit haar handen en neem een trekje.

'Jezus!' roept ze plots. Ze springt op en kijkt me met grote ogen aan. 'Ik was het helemaal vergeten. Sorry! Hoe is het gegaan?'

Jazz is zo'n meisje dat licht geeft, dat altijd door iedereen als eerste gezien wordt. Ze is zo sprankelend en open dat je niet anders kan dan eerlijk tegen haar zijn. Zo was ik niet op die leeftijd. Niemand zag mij. Zelfs mijn eigen moeder niet.

'Anders dan ik had verwacht,' antwoord ik.

'Wat? Hoezo?'

Ik staar over het water en haal een sigaret uit het pakje. 'Sam is weg.'

'Hoezo "weg"?'

'Na de punctie biechtte hij op dat hij al maanden verliefd is op een ander.'

'Shit...' Ze legt haar kleine hand op mijn schouder. 'En de ivf, of hoe heet zoiets...'

'Terugplaatsing.'

'Terugplaatsing... Is dat wel doorgegaan?'

Ik schud mijn hoofd.

'Ah, nee... Ik snap er niets van,' mompelt ze.

'Ik ook niet.' Ik steek mijn sigaret op.

'Je bent er nog betrekkelijk koel onder.'

'Afgezien van het feit dat ik om zes uur 's morgens in mijn ochtendjas voor mijn huis zit te blowen, bedoel je?'

Ze grinnikt. 'Mooi moment voor in de *Story*.'

Samen kijken we naar de gracht, naar de zwanen die voorbijglijden. Het begint al warm te worden.

'Verliefd...' zegt ze. 'Hoe dan? Op wie? Zo bizar kut voor je. Wat een lul.'

'Ik snap het gewoon niet. Ik heb niets gemerkt.'

'Dat is niet helemaal waar...'

'Nee. Je hebt gelijk. Ik heb van alles gemerkt. Maar als ik dat aan mezelf ga toegeven... Ik kan het er niet bij hebben. De wetenschap dat ik zo dom ben geweest. Of zo met mezelf bezig.'

'Je bent niet dom, en je bent ook niet met jezelf bezig. Je bent gewoon normaal. En je was altijd met hem bezig.' Ze wrijft over mijn rug.

Ik vraag me af waar dit zeventienjarige kind al die wijsheid vandaan haalt. 'Moet jij niet naar binnen eigenlijk? Weet je moeder dat je nog zo laat op pad bent?'

Jazz strekt haar dunne benen. Ze gooit haar pumps uit en wiebelt met haar tenen. 'Ma's scharrel is er. En m'n pil is nog niet uitgewerkt. Kan toch niet slapen.'

'Kom dan bij mij in de tuin. Bak ik een eitje voor je, pers een verse jus…'
'Dacht dat je het nooit zou vragen,' zegt Jazz en ze beloont me met haar stralende lach.

Ik weet haar de hele dag bij mij te houden. We ontbijten, praten over Sam, over haar aankomende studie en over de scharrel van haar moeder die ze haat, ze doucht en mag van mij een jurkje uitzoeken voor het feest waar ze vanavond naartoe moet. We soezen in de zon en roken en trekken een fles roze cava open. Alles om het moment van alleen zijn uit te stellen. Ik bedenk hoe vreemd het is dat ik van iedereen die ik ken haar blijkbaar het meest vertrouw. Ik zou Daniela kunnen bellen, mijn collega en vriendin. Ik weet dat zij meteen zou komen om me door dit weekend heen te slepen, maar ik kan haar heimelijke hoon nog niet hebben. Ze is al zo lang single dat ze de moed en de hoop op een relatie, en zeker op een gezin, totaal heeft opgegeven. Hoe lief ze me ook zal troosten, uiteindelijk is het ineenstorten van mijn droom voor Daniela het bewijs dat vrouwen als wij, onafhankelijk, sterk en ambitieus, geen goede relatie kunnen hebben.

Het is halfelf in de avond. Ik heb Jazz' haar opgestoken en haar opgemaakt. Ze ziet er prachtig uit.
'Misschien moet jij ook iets leuks aantrekken,' zegt ze terwijl ze op mijn bed een jointje rolt.
'Misschien moet jij eens ophouden met dat geblow,' zeg ik.
'Misschien moet jij niet doen alsof je mijn moeder bent.'
'Ik zou je moeder kunnen zijn.'
'*I wish*!' zegt Jazz en ze rolt met haar ogen. Ze pakt haar iPhone. 'Kom op. We gaan snapchatten.'

We slaan een arm om elkaar heen en leggen onze wangen tegen elkaar. Ik ruik haar wierookachtige parfum. Ze maakt een foto en typt er vervolgens razendsnel een tekst bij. *Me and Mamanne.* 'Zal ik hem zo posten?' vraagt ze.

Ik glimlach en vecht tegen mijn opkomende tranen. 'Tuurlijk, lieverd,' zeg ik. 'En dan moet je gaan, hoor, naar dat feest van je.'

Bij de deur geeft ze me een kus. 'Weet je wat ik zou doen als ik jou was?' zegt ze terwijl ze in haar tas graait naar haar fietssleutels. 'Me bezig gaan houden met m'n werk, in plaats van met die kut-Sam. Dat is uiteindelijk wel een stukje belangrijker dan zijn midlifecrisis.'

'Jazz, waar haal je al die wijsheid vandaan?'

Ze knikt met haar hoofd richting het huis waar zij en haar moeder wonen. 'Mijn moeder is altijd alleen maar bezig met gasten. Kijk waar dat haar heeft gebracht.'

'Naar een mooi huis op de gracht? Met een prachtige dochter?'

'En in dat mooie huis, dat niet eens van haar is maar van m'n vader, ligt ze altijd te wachten op een man, te neuken met een man of te janken om een man. Alsof dat het enige is. Fuck die kerels.'

Ze steekt haar middelvinger op. Ik ook. Driftig zwaaien we met onze vingers in de lucht. Luid lachend opent ze de deur. We kussen waarna ze haar fiets van alle sloten ontdoet en driftig append wegfietst, de zwoele Amsterdamse nacht in.

De maan staat hoog. Buiten is het nog steeds zo warm dat ik in slechts een hemdje en mijn pyjamabroek in de tuin zit. Ergens in de buurt dreunt een feestje. Ik had Don moeten bellen. Ik ben onze koffieafspraak straal vergeten. Heb geen seconde gedacht aan het ophouden van *Rondom*

Nieuws. Ik schenk voor mezelf nog een glas witte wijn in. Zo gaat het dus. In een etmaal kun je je geliefde, je werk en je kind verliezen. Althans, de hoop op een kind, een gezin.

7

Ik word wakker van de bel. Sam, denk ik. Hij heeft zich bedacht. Ik schiet overeind, trek mijn ochtendjas aan en ren de trap af. Ik hoef niet in de spiegel te kijken. Sam houdt van me, ook als ik eruitzie als een dweil. 'Zo'n lief snoetje.' Ik hoor het hem zeggen. Hij zoende me altijd, ongeacht mijn ochtendadem. Maar natuurlijk is het Sam niet. Hij heeft een sleutel.

Als ik de deur opendoe, staat Don daar. Fris gewassen en geschoren, zijn ogen verscholen achter een belachelijk hippe zonnebril. 'Ah. Ze leeft.'

Een moment voelt het alsof mijn hart uit mijn borstkas valt. Hij is weg. Er is een ramp gebeurd. Ik kan een gesprek over werk nog helemaal niet aan.

'Wat is er in godsnaam aan de hand? Je neemt niet op, Sam neemt niet op... Het is niet goed gegaan, hè? Meisje?'

Ik leg mijn hoofd op zijn schouder. De geur van zijn leren jasje doet me aan Sam denken. Alles doet me aan Sam denken.

Don zet thee en smeert honing op een geroosterde bruine boterham. Hij gooit een banaan, een appel en een stuk gember in de juicer. Ik vertel hem wat er is gebeurd.

'Heb je kokoswater?' vraagt hij.
Ik schud mijn hoofd.
'Schat, kokoswater is echt super. Hydrateert als een gek. Je moet voor jezelf zorgen, Anne. Juist nu.'
Nu is het enige moment dat ik niet voor mezelf hoef te zorgen. Nu wil ik verdwijnen, oplossen.
'Maar echt, die Sam… als ik die in mijn handen krijg…'
'Wat dan?'
'Wat een lul. Ik vond het altijd al een eikel van de bovenste plank, maar dit.'
Ik voel een enorme aandrang om Sam te verdedigen. Hij heeft me gebroken, maar nog steeds kan ik er niet tegen als anderen kwaad over hem spreken. 'Hij is in de war. Ik ben ook niet de leukste geweest de afgelopen maanden. En je kent hem: als er problemen zijn, slaat hij op de vlucht.'
'O ja? Nou, ik heb nieuws voor je, maar aan zo'n figuur heb je geen reet, Anne. Jezus. Wat jij allemaal niet hebt gedaan voor die klootzak. Je ligt godverdomme om de haverklap op de operatietafel om je eieren op te laten zuigen. Je ontzegt jezelf van alles. Je hele leven heb je om hem heen gevouwen.' Hij zet een hoog stemmetje op. 'Nee, sorry, daar houdt Sam niet zo van. Eh, ik weet nog niet of Sam meegaat, hij is niet zo goed in grote groepen. Sam kan niet tegen afspraken, Sam gaat liever alleen, Sam is alvast naar bed, laat Sam maar…'
'Ja ja, duidelijk.'
'Anne, het klinkt hard en ik weet dat je dit nu niet wilt horen, maar ik denk dat iemand daarboven je heeft behoed voor een hele hoop ellende.'
'Wil je alsjeblieft ophouden nu? Het is duidelijk hoe jij erover denkt, maar ik hou van die man.'
Don zet een groot glas troebele smurrie voor me neer. 'Drink op.'

'Ben je nu boos op mij?'

'Nee.' Hij streelt mijn haar. 'Nee, lieverd. Ik kan er gewoon niet tegen. Je bent zo'n leuke vrouw. Zo mooi en lief en slim en getalenteerd. Het is niet om aan te zien dat je dat allemaal vergooit om hem. Als ik hetero was, wist ik het wel.'

Ik pak zijn hand en druk er een kus op.

'Over een paar maanden zie je het zelf. Hoeveel leuker je leven is zonder hem. Hoeveel meer kansen je pakt. Jij bent een Porsche, Anne, een Porsche die tot gisteren slechts honderd mocht rijden. Nu zijn voet van je rem is...'

'Don, ik wil geen Porsche zijn. Ik wil een kind. En een man.'

'Je kunt het alle drie hebben.'

'Ik heb geen tijd meer.'

'Dan geef ik je een kind.'

'Zo werkt het niet.'

'Jawel, Anne. Ik doe het graag. En ik ben een duizend keer leukere vader dan Sam.'

Hij kijkt me aan met zijn prachtige amandelvormige bruine ogen en ik weet dat hij het meent. Don geeft me zo zijn zaad. Maar hij is mijn agent. En hysterisch. En hij heeft iedere week een ander vriendje. En ik wil Sams kind.

'Je geeft maar een gil.'

'Lief,' zeg ik met dichte keel.

'*And now for something completely different...*' zegt hij. 'Heb je de krant gelezen?'

'Wat denk je zelf?'

'Lees maar niet.'

'Wat is de strekking?'

'AVROTROS stopt met *Rondom Nieuws* wegens een tegenvallende Anne Koster. Iemand van AVROTROS, die graag anoniem blijft, beweert dat je uit vorm bent. Enkele feministische journalisten winden zich erover op dat je eruit ligt omdat je te oud zou zijn. De *Privé* heeft gebeld omdat je gesignaleerd bent in een Duitse vruchtbaarheidskliniek. NRC vraagt of het klopt dat je gepolst bent voor een nieuwe nieuwsshow van RTL. *De Wereld Draait Door* wil je heel graag maandag in de uitzending zodat je je eigen verhaal kunt vertellen.' Don legt zijn handen op mijn schouders en kneedt ze. Alle spieren in mijn rug hebben zich samengeklonken tot beton.

'Ik ben ook uit vorm,' fluister ik.

'En we gaan je weer in vorm krijgen, schat,' zegt Don terwijl zijn duimen mijn schouders masseren. 'Je weet het, je bent mijn heldin. Ik hou van je, Anne Koster. Jij bent de koningin van het tv-interview en we staan niet toe dat zo'n eikel alles wat we hebben opgebouwd kapotmaakt.'

'Je kunt Sam niet overal de schuld van geven.'

'Ja, dat kan ik wel. En ik doe het. Maar eerst: wat gaan we doen?'

Don loopt naar de tuindeuren en zet ze open. Hij leunt nonchalant tegen het kozijn en steekt een sigaret op.

Zwijgend zet ik koffie voor ons beiden. Ik wil niks doen. Ik wil in mijn bed kruipen en er nooit meer uit komen. Ik wil in bad liggen en huilen tot ik geen tranen meer overheb. Er is niets over van mijn kracht.

'Ik zeg: ga morgen naar DWDD en geef ze van jetje. Niet in die slachtofferrol kruipen. Erop en erover.'

'Ik kan dat nu helemaal niet aan, Don.'

'Als iemand dat kan, ben jij het.' Hij inhaleert diep.

Ik geef hem zijn koffie.

'En weet je? Zo laat je Sam zien dat je doorgaat. Dat je ook zonder hem bestaat. En jij kunt het, omdat je een vechter bent.'

Ik ga tegenover hem in de deuropening staan en neem

zijn pakje sigaretten uit zijn borstzak. 'En wat als ik het verkloot? Je weet hoe Matthijs is. Hij begint sowieso over het enige onderwerp waar ik niet over wil praten.'

'Dan ga je naar Humberto. Of Jeroen. Ze willen allemaal.'

'Ja, lekker rellen.'

'Je zult wat moeten, nu je contract niet wordt verlengd.'

'Dat kan de omroep toch niet zomaar doen? Op deze manier? Er is toch nog zoiets als een evaluatiegesprek?'

'Toch is het zo gegaan. En ze hebben vaak genoeg aan de bel getrokken. Maar jij was met je hoofd ergens anders. Nu moet je laten zien dat je er nog bent. Draai het om. Zeg dat jij het zat was. Dat je op zoek bent naar een nieuwe uitdaging.'

Ik steek mijn sigaret aan met die van Don. 'Kun je niet zeggen dat ik een burn-out heb?'

Don kijkt me woedend aan. 'Anne!' roept hij uit. 'Godverdomme. Niet met dat soort prietpraat aankomen! Als we dat verklaren ben je weg. Uitgespeeld. Dan kun je over een jaar een keer een quizje doen bij MAX.'

Mijn ogen worden weer nat. 'Ik ben ook uitgespeeld, Don. Ik heb mijn laatste energie gegeven aan deze ivf-behandeling. Nu moet ik gaan verwerken dat ik geen moeder zal worden. Geen liefde meer in mijn leven heb. Dat ik alleen ben en oud. En uit.'

'Dat jij aan zou komen met bullshit als burn-out, verwerken en energie. Jij! Weet je nog wat je tegen mij zei toen Peter bij me wegging? Ophouden met die aanstellerij nu, ga neuken en aan het werk. Precies dat heb ik gedaan. Ik stel voor dat jij nu hetzelfde doet. Zoek een leuke student en ga morgen je carrière redden. Vandaag mag je nog janken, maar morgen verwacht ik je met een plan. Dus. Bij wie gaan we zitten?'

'Humberto.'
'Slim. Ik ga het regelen.'
'En wat doen we met Sam?'
'Hoe bedoel je?'
'Ik wil absoluut niet over onze relatie praten.'
'Niemand weet toch dat hij weg is?'
'Ik weet niet met wie hij allemaal praat. En die griet van hem, het kan zijn dat zij er alle belang bij heeft dit aan de media te vertellen.'
'Hoerenzooi. Ik neem contact met hem op en zal hem op het hart drukken te zwijgen over jullie *break-up*.'
'Ik kan dat ook doen…'
'Als je het maar laat. Je gaat geen contact met hem zoeken. Het laatste wat jij nodig hebt is weer gekwetst worden.'
'Misschien is het een opwelling geweest. Hij noemde het ook een time-out. Dat meisje op wie hij verliefd zegt te zijn wil hem niet eens…'
'Ja, leer mij Sam kennen. Altijd een lijntje openhouden. Smerige opportunist.'

8

Als Don vertrokken is, werp ik me op de bank. Ondanks de benauwde hitte trek ik een gebreide deken over me heen. Alles doet pijn. Mijn hoofd is een echoput. Altijd een lijntje openhouden. Niet met prietpraat aankomen nu. Ik heb me in lange tijd niet zo vrij en helder gevoeld. Morgen kom ik langs. Om te praten. Hij is gister niet langsgekomen. Hij heeft niet gebeld, niet geappt, niet gemaild. Ik open WhatsApp op mijn telefoon. Zijn laatste berichtje was: *Ik ben tien minuten later. X*

Ik lees al zijn berichten terug. *Wat eten we vanaaf? Ik zit nog op kantoor. Wordt laat. Crisis hier, wacht maar niet op mij. Baby, vergeet je niet dat de glazenwasser komt, en betaald moet worden? Kut voor jou, voor ons, voor ons lieve kind, dat er gaat komen. Ik ben vanavond met de boys op pad. Ga maar lekker slapen. Als ik thuiskom, pak ik je.*

Ik lees tot mijn ogen nog dikker en roder worden. Ik weet niet hoe ik dit moet overleven. Hij is niet alleen weg, hij heeft al wat ik ben meegenomen. Wat hier ligt, schuddend van verdriet, is slechts mijn huid, een lege zak verouderd vel. Alleen hij kan me hieruit krijgen.

Ik bel. Na vier keer overgaan hoor ik zijn voicemail. 'Hoi, dit is Sam. Ik kan helaas niet opnemen, en inspreken na de piep heeft geen zin. Stuur een bericht of probeer het later nog een keer.'

Ik bel weer, alleen om zijn stem te horen. Het bericht dat is ingesproken toen alles nog goed was. Zijn neutrale, lieve stem, zonder verwijten of afstand. Ik bel tien, elf keer, terwijl ik met mijn andere hand de aansteker vasthou. Ik doe hem aan en hou de vlam bij mijn pink tot ik verschroeid vlees ruik. Het doet zoveel pijn dat ik er misselijk van word. Ik verplaats de vlam naar mijn nagel. Het stinkt naar verbrand haar. Ik gooi de telefoon weg en staar naar mijn zwartgeblakerde pinknagel. Ik voel hoe de hitte zich verplaatst naar mijn bot en dan omhoog, via mijn bloed, tot mijn hele hand en pols vlekkerig rood worden. Mijn hoofd lijkt eindelijk leeg te lopen.

Ik rol ijsblokjes in een theedoek en bind die om mijn verbrande pink. Mijn hart begint weer te bonzen. Ik ben bang. Bang dat ik gek word en alles zal verliezen. Het is een reële angst. Het is me al eens eerder overkomen, zo rond mijn achttiende, toen ik net studeerde en vanuit het saaie, veilige Heiloo op kamers ging in Utrecht. Mijn dagen vulden zich met paniek, zorgen en angst om alleen te zijn. 's Nachts dacht ik dat ik dood zou gaan, zo ratelde mijn hart, alsof er een olifant op mijn borst zat. Ik belde alle huisartsen. Ik nam een paar keer een taxi naar het ziekenhuis en smeekte de receptioniste daar om me op te nemen. Ik ging dood. Ik wilde dood. Met een passer kerfde ik in mijn vlees. Daarna durfde ik de straat niet meer op. Waar ik eerst langs de terrassen zwierf in de hoop een bekende tegen te komen, iemand om aan te klampen en de nacht mee door te brengen, wilde ik daarna niemand meer zien. Ik kreeg al het gevoel dat ik stikte als ik mijn trap af liep. Mijn ouders en mijn vrienden herkenden me nog nauwelijks. In een halfjaar tijd viel ik tien kilo af.

Dit mag me niet nog een keer gebeuren. Ik ben Anne Koster. Morgen zit ik bij Humberto. Ik voel geen greintje nervositeit als ik voor de camera moet. Ik interview ministers, presidenten, misdadigers, popsterren. Ik *host* seminars voor zalen met duizend mensen. Toen mijn vader begraven werd, deed ik dezelfde avond nog het verkiezingsdebat. De mensen zien mij als koel, beheerst, afstandelijk, zakelijk, scherp. Ik kan niet uit elkaar vallen. Daarmee krijg ik Sam nooit terug.

Ik neem een codeïnetabletje en eet een toastje met avocado. Meer krijg ik niet door mijn keel. Daarna doe ik de ijsblokjes uit de theedoek over in een plastic zak en tape die om mijn hand. Koelen, koelen, koelen, zeggen ze. Ik ga onder de douche, was mijn haren, scheer mijn oksels, mijn kruis en mijn benen, voor zover dat gaat met één hand. Smeer mijn hele lijf in met een geurende bodylotion. Jazz heeft gelijk. Ik moet mezelf goed verzorgen, mooi aankleden, dat is al de helft. Ik trek de witkatoenen tuniek aan die ik samen met Sam in Marrakech heb gekocht en duw de herinnering aan die week samen weg. Ik föhn mijn haar en doe een beetje mascara en lipgloss op. In de spiegel zie ik mijn bijna doorzichtig witte gezicht. Misschien moet ik in de zon gaan liggen. Voorzichtig haal ik de zak met ijs van mijn hand. Mijn pink is zo dik als mijn duim, met een zwartbruine vervormde nagel. Ik denk dat ik naar de dokter moet.

Beneden pak ik mijn telefoon. Sam heeft gebeld. Bij het zien van zijn naam worden mijn armen en benen slap. Ik ga zitten en staar naar het bericht. *U heeft 1 gemiste oproep van Sam de Man.* Er is geen voicemailbericht achtergelaten. Ik zink weer weg in de nerveuze apathie die ik net kwijt was. Ik druk op het nummer. De telefoon gaat drie keer over.

'Hé,' hoor ik. Zijn stem. Mijn hand begint te trillen.
'Hoi,' zeg ik. Ik heb geen woorden.
'Je hebt tien keer gebeld.'
'Ja, klopt. Sorry.' Ik praat tegen de man die twee nachten geleden nog naast me lag. Met wie ik naar een ivf-kliniek ging om zwanger te worden. De man die mijn andere kant kent. Wiens lichaam ik aanbid. Naar wie ik verlang als een junk naar een shot.
'Je zou nog langskomen,' zeg ik. Ik haat mijn zwakte.
'Ja. Maar ik moest echt bijkomen.' Hij moest bijkomen. Met zijn pik in dat wicht, vermoed ik.
'Oké,' hoor ik mezelf zeggen. We zoeken beiden naar woorden. Ik vind ze niet.
'Weet je, An, ik kom het liefst langs om wat spullen te halen als jij niet thuis bent. Ik denk dat het beter is als we afstand bewaren.'
Daar is de paniek weer.
'O,' weet ik eruit te krijgen. Ik wil schreeuwen: Blijf. Kom terug. Laat me niet alleen. Niet zo, niet nu. Je hebt van me gehouden, hoe kun je me nu zo laten gaan? Maar mijn lippen lijken verlamd, alsof ik straalbezopen ben.
'Ik vind het ook rot, An. En je verdient dit niet. Maar ik moet voor mezelf kiezen, desnoods ten koste van jou. En dat moet jij ook doen.'
Ik bijt op mijn wang. Ik knik. Er ontsnapt een soort gekerm uit me, waardoor ik klink als een aangereden hond.
'Gaat het?'
'Ja, hoor,' hijg ik.
'Shit, ik wil niet dat je zo verdrietig bent. Niet huilen. Relax.'
Ik huil wel. En hoe. Sam stamelt ergens in de verte mijn naam. Ik kan het niet stoppen. Ik wil zoveel zeggen, heb zoveel vragen. En terwijl ik jank, weet ik ook dat ik me aan-

stel. Ik schaam me en haat dit vertoon van zelfmedelijden. Ik denk aan de woorden van mijn therapeut, jaren geleden. Neem je innerlijke kind op schoot, troost het, maar laat het jou niet overmeesteren. Nooit iets aan gehad, aan dit soort adviezen.

'Anne, *please*... Even ademhalen. Lukt dat? In en uit.'

Ik pak de aansteker. Het is de enige manier om hier uit te komen.

'Weet je, ik kom naar je toe. Tien minuten.' Hij hangt op.

9

Wanneer Sam aanbelt, heb ik mijn gezicht enigszins gefatsoeneerd en mijn pink verbonden. Ik laat hem binnen en ontwijk zijn blik. 'Sorry,' zeg ik. 'Dat ik me zo laat gaan. Ik wil dat helemaal niet. Ik ben niet zo. Dat weet je toch wel, hè?'

Hij legt zijn warme, droge hand tegen mijn wang. 'Ach, lieve Anne...'

Dan omhelzen we elkaar en ik voel de hele tsunami aan verdriet weer opkomen. Haastig laat ik hem los. We gaan aan de keukentafel zitten.

'Wat heb je aan je pink?'

'Heel stom. Verbrand aan de oven.'

'Jij ook altijd met je verwondingen. Hoe vaak is dat niet gebeurd?'

Ik glimlach.

'Doet het pijn?'

'Ja.'

'Nou, laat mij dan maar thee zetten. Of koffie. Jij kunt nu beter niet in de buurt van huishoudelijke apparaten komen.'

'Thee, graag.'

Hij staat op, pakt de theepot van tafel en een theezakje

uit de keukenla. Sam zet thee. In ons huis. We zwijgen, maar het is niet ongemakkelijk. Zijn aanwezigheid in de keuken is van een vanzelfsprekendheid die hoort bij een goede relatie. Samen leven. Je rustig en veilig voelen in elkaars aanwezigheid. Samen de krant lezen. Af en toe iets opmerken en niet eens weten of de ander naar je luistert. Daarna naar de markt. Boodschappen doen, koffiedrinken. Praten over het werk. Rustig terugslenteren, want het is belachelijk warm voor september. 's Middags lome, zweterige seks hebben omdat de hitte je geil maakt. Zo zou het vandaag moeten gaan.

'Waar slaap je nu?'

Sam staat met zijn rug naar me toe. Hij geeft geen antwoord.

'Woon je bij haar?'

Hij vult de theepot met water uit de Quooker.

'Wil je alsjeblieft eerlijk tegen me zijn?'

'Ja,' zegt hij zacht. Hij schenkt twee kopjes in en zet ze op tafel.

Ik sta op en zet de radio aan. Ik kan geen seconde stilte meer verdragen. Uit de zak van mijn tuniek haal ik het pakje sigaretten en peuter er een uit. Ik vermoed dat ik me treuriger voordoe dan ik ben. Ik wil dat mijn verdriet hem door de ziel snijdt, hoewel ik tegelijkertijd weet dat het hem alleen maar verder wegjaagt. Met zielig doen heeft nog nooit iemand een verloren liefde teruggewonnen. Het zal hem eerder troosten en bevestigen in zijn keuze. Ik breng de sigaret naar mijn lippen en steek hem aan. Mijn kin trilt. De enige manier om een aanval van totale paniek te onderdrukken is dit trieste toneelstuk opvoeren. Me concentreren op het pathetische van dit samenzijn.

'Tjeesus, An... Ik vind het ook niet makkelijk.'

'Nee, makkelijk is het niet. Ik slaap nauwelijks. Ik blijf

maar malen over al die keren de afgelopen tijd... al die keren dat je hebt gelogen. Ik weet ook eigenlijk niet wat ik erger vind, de leugens of dat er nu een ander is. Een of ander kind waar ik niks over mag weten, maar dat zeer waarschijnlijk wel alles over mij weet.'

'Ik heb haar moeten beloven haar erbuiten te houden.'

'Dat!' Ik wijs naar hem met de sigaret tussen mijn vingers. Mijn andere hand slaat op tafel.

Hij veert geschrokken op. 'Wil je alsjeblieft niet zo schreeuwen?'

'Dat jij haar beschermt! Dat je solidariteit bij haar ligt! Tot een paar dagen geleden hadden wij een relatie! Lag ik met mijn benen wijd te creperen van de pijn voor ons kind! En nu heb je haar iets beloofd. Weet je wat je mij allemaal beloofd hebt?'

'Oké, op deze manier heeft praten niet zoveel zin.' Hij pakt zijn fietssleutels.

Ik ga weer zitten. 'Sorry. Ik wil niet schreeuwen. Ik wil niet boos zijn. Echt, sorry. Ga alsjeblieft niet weg. Ik word gek in mijn eentje. Vertel het me alsjeblieft. Ik wil je begrijpen. En ik wil dat je mij begrijpt. Anders kan ik gewoon niet verder, Sam.' Ik reik naar zijn hand. Die is slap en koud. Ik druk er een kus op en begin te huilen. Ik haat mezelf.

'Maar hoe moeten we dit dan doen? Misschien is het nog te vroeg, te vers om hierover te praten. Kun je Daniela niet bellen? Dat ze een paar dagen bij je in huis komt?'

Ik schud mijn hoofd. 'Het loopt niet zo lekker tussen ons de laatste tijd, dat weet je toch? Ik heb geen zin om haar zoiets te vragen. Zij gaat alleen maar zeggen: zie je wel dat het jou ook gebeurt, zie je wel dat mannen klootzakken zijn, zie je wel dat je nooit had moeten beginnen aan dat ivf-gedoe, zie je wel dat mannen niet tegen een succesvolle vrouw kunnen? Dat is het laatste waar ik op zit te wachten.'

Sam murmelt instemmend. Hij is nooit zo dol geweest op Daniela.

Ik veeg met mijn mouw mijn gezicht droog. 'Als ik beloof me niet meer zo te laten gaan, dan kunnen we toch praten?'

'Ik vind het ook moeilijk, want ik schaam me de tering.' Onze handen zijn nog steeds verstrengeld. 'En ik voel me verschrikkelijk schuldig. Dat moet je wel weten. Ik wilde met jou oud worden. Een gezin. Ik bedoel: dit is ons huis geworden. We hebben dit samen opgebouwd. Ik hou van deze plek, ik hou van jou... Het is dus niet zo dat ik ernaar op zoek was.' Zijn vingers wurmen zich los.

'Hoe gaat zoiets dan? Hoe word je verliefd op een ander als je er niet naar op zoek bent?'

'Weet je hoe kut dat is?'

'Ik wil het gewoon weten, Sam. En laten we de zaken niet omdraaien. Het zal zeker niet zo kut zijn als plotseling verlaten worden en je hele toekomstdroom kapot zien vallen.'

'Nee, dat is waar. Dat is ook het ergste hieraan. Ik heb jou je laatste kans op een kind, op een gezin, ontnomen.'

'We kunnen nog terug...'

'Ik moet dit eerst helemaal uitzoeken.'

Het zinnetje gonst na in mijn hoofd. Ik moet het eerst helemaal uitzoeken. Dat biedt mogelijkheden. Als ik geduld heb. Als ik het hem helemaal laat uitzoeken. Het is een miezerig dun strohalmpje, maar ik klamp me eraan vast.

'Dat snap ik.' De opening geeft me kracht. Ik ben zo'n soort vrouw. Sterk. Vergevingsgezind. Niet meteen hysterisch bij de eerste de beste hobbel in de relatie. Sam is acht jaar jonger. Als ik hem wil houden, zal ik met dit soort din-

gen moeten kunnen omgaan. En het is een uitdaging. Die ik aanga.
'Maar nu eerlijk. Wie is ze, hoe is het zo gekomen? Het laatste waar ik behoefte aan heb is dat ik dit allemaal te weten kom via de *Privé*. Ik moet voorbereid zijn.'
Sam slikt. Hij lijkt ineens twaalf. 'Doe mij ook maar een sigaret.'
'Weet je het zeker?'
'Ik ga hem niet aansteken. Alleen voor het gevoel.'
Ik geef hem een sigaret.
'Het is Sammy.'
Ik doe alsof ik het niet goed versta. 'Wie?'
'Sammy.'
Het bloed bevriest in mijn aderen. 'Mijn Sammy?'
Hij slaat zijn ogen neer.
'Dus niet jouw stagiaire, maar mijn stagiaire?'

Ik ben dol op Sammy. Vierentwintig, studente Media en cultuur, prachtige, felle meid. Ik zie haar borsten voor me, haar grote ronde kont. Een week geleden heb ik haar nog aan de telefoon gehad. Ze zei dat ze zoveel coole ideeën had voor het nieuwe seizoen. Ze wilde haar stage graag met drie maanden verlengen. 'Ik wil niets liever dan jou in mijn team houden, Sam,' zei ik.
'Wel een beetje narcistisch, vind je niet? Sam en Sammy.'
'Zo raakten we ook aan de praat. Met grapjes over onze namen.'
Ik herinner het me. Het was Sammy's eerste late dienst. Sam kwam een avondje kijken. Na de uitzending waarin we Rutte hadden en een of andere fanatieke imam. Er hing een gespannen sfeer en ik praatte nog wat na met een van de gasten. Ik zag ze met z'n tweeën aan de hoek van de bar staan. Wat doet Sam dat toch altijd leuk, dacht ik. Zich ver-

maken, een praatje maken met iedereen. We liepen samen naar huis, hij met een arm om mijn schouders. We hadden voor het eerst in weken weer seks. 'Als hier geen baby van komt,' zei hij nadat hij was klaargekomen. Ik vond het lief dat hij daar nog steeds in geloofde.

Alles komt eruit. Als braaksel. Na hun eerste ontmoeting volgde een vriendschapsverzoek op Facebook. Ze besloten koffie te drinken. Eén keer, had Sam zich voorgenomen. Om het te onderzoeken. Hij lag er nachten van wakker. Wilde het afzeggen. Het was in de periode dat ik bijna was doodgebloed na de punctie. Hij voelde zich eenzaam en afgesloten van mij. 'Jij zat helemaal in je eigen cocon.'

'Ik was aan het overleven. Ik kon niet anders. Ik moest een show draaien en mezelf overeind houden.'

Tijdens de koffiedate werden ze allebei 'overrompeld door hun gevoelens'. Hij wilde het niet. Zei tegen haar dat het beter was elkaar nooit meer te zien.

'Je zei dat zij het niet wilde.'

'Ik loog.'

Sammy voelde zich enorm schuldig. Maar het verlangen was sterker. Er volgden maanden vol nachtelijke ontmoetingen, afspraken in aftandse hotels, stiekem ge-app onder schuilnamen, en dramatische afscheidssessies.

Ik denk aan ons weekendje Maastricht. Waar ik dacht dat we elkaar weer vonden zat hij dus hartjes te appen naar z'n minnares. Die nacht, toen hij zo lang op de wc zat en ik hem starend naar zijn telefoon betrapte. 'Jan stuurde me net het moodboard voor de Sonos-campagne.' Afschuwelijk. Zoveel leugens.

Sam huilt. 'Ik durf je niet eens aan te kijken. Ik walg van mezelf.'

Het feestje van Daniela, waar hij al om halfelf vertrok

omdat hij ook nog naar de opening van een of ander nieuw hip café moest waarvoor hij veel werk had gedaan. Hij schudt zijn hoofd. 'Ik ging naar haar.'

Mijn hart is een klomp ijs. Dit gebeurt echt.

'Op een vreemde manier voelt het wel fijn om eindelijk eerlijk te kunnen zijn,' verzucht hij beverig.

'O, ja. Genieten geblazen. Ik wil wat drinken,' zeg ik.

'Ik ook,' zegt hij. 'Wat wil je?'

'Iets sterks.'

Sam springt op en pakt een fles wodka en twee bevroren glaasjes uit de vriezer.

'Ja,' zeg ik.

'Dit is natuurlijk helemaal geen goed idee,' zegt hij.

'Niets van dit al is een goed idee.'

Hij schenkt de stroperige drank in de glaasjes.

Ik heb nog nauwelijks iets gegeten. Vreemd, hoe je door liefdesverdriet niets anders kan dan jezelf nog meer slopen.

'En?' vraagt Sam nadat hij zijn wodka in één teug heeft weggetikt. Zijn telefoon gaat steeds maar over. Hij zet het geluid uit.

'En wat?'

'Je hebt nog nauwelijks iets gezegd...'

'Wat kan ik zeggen? Ik voel me verdoofd, alsof ik niets voel en tegelijkertijd alles.' Ik kijk hem aan. Ondanks zijn afschuwelijke verhaal, ondanks het bedrog en de leugens ben ik blij dat hij hier nu is. Dat ik op dit moment nog een klein beetje Sam heb. Liever dit, liever deze dramatische ellende, liever ruzie dan dat ik alleen en verlaten ben.

'Ik moet wel even zeggen dat het me meevalt. Hoe je reageert. Deze Anne ben ik lang kwijt geweest.'

'Ik snap niet wat je bedoelt.'

'We hebben lang niet kunnen praten. Echt praten. Er

was altijd wat. Ik kon het afgelopen jaar nergens over beginnen of je werd emotioneel.'

Ik schenk mezelf nog wat wodka bij. 'Ik zat vol hormonen. We zijn gewaarschuwd. Dat ivf-proces zou een zware druk op onze relatie leggen. En uitgerekend in deze periode besloot jij vreemd te gaan. Je gaf het op. Zo simpel is het. Dus niet de zaken omdraaien nu.'

We roken. We zwijgen. Op de radio zingt Glennis Grace: 'Zeg dat je niet hoeft te gaan schat, dat je aan mij echt genoeg had.' We grinniken om de potsierlijkheid ervan. Ik weet niet beter dan dat Sam er is. De gedachte dat wij verdergaan als vage bekenden is ondraaglijk. Wij zijn Sam en Anne.

Sam pakt mijn hand. 'Het spijt me echt zo verschrikkelijk allemaal.'

Ik sta op en kruip op zijn schoot. Duizenden keren heb ik dit gedaan. Ik leg mijn gezicht in zijn hals. Ik ruik zeep en zijn frisgewassen T-shirt. Sam wrijft over mijn rug. 'Het laatste wat ik heb gewild is jou pijn doen, Anne. Als iemand weet dat je al genoeg pijn hebt gehad, ben ik dat...'

Ik breek als een twijgje. Hij aait mijn hoofd, mijn nek, mijn schouder. Ik pak zijn hand en schuif die in mijn bh.

Even deinst hij terug en kijkt me vragend aan. 'Weet je het zeker?' vraagt hij schor.

'Ik weet helemaal niets meer zeker.' Mijn lippen raken de zijne. Het gaat vanzelf. Zijn tong is voorzichtig, verontschuldigend. De mijne reikt gulzig. De hand om mijn borst komt langzaam in beweging. Streelt mijn tepel. In vergelijking met Sammy's tieten zijn die van mij niets. Maar als hij mij kan bedriegen, dan haar ook. En zij mag dan een jong lijf hebben, ik heb ervaring. Ik ken ieder stukje Sam.

Ik trek mijn tuniek uit, hij maakt mijn bh los. Zijn aarzeling is verdwenen. Hij pakt mijn borsten en brengt ze naar zijn mond. Mijn handen omklemmen zijn hoofd. Dat hij nog steeds geil van me wordt, dat onze lichamen elkaar nog steeds vinden. Dat geeft hoop.

Hij tilt me naar de bank en legt me neer. 'Willen we dit echt?' vraagt hij.

'Ik wel,' zeg ik. Ik trek mijn slip uit. Sam hangt boven me. Ik wil niet meer praten.

Hij buigt zich naar me toe en kust me. 'O, lieve Anne, wat moet ik?'

'Mij neuken.'

'Kan dat wel? Heb je geen pijn meer?'

Ik lieg. 'Nee.'

Hij vlijt zich op me en legt zijn hoofd op mijn borsten. We liggen lang zo, stil ademend. Ik durf niet te bewegen. Hij is hier. Hij ligt op me. Hij mag niet gaan. Ik wurm voorzichtig mijn gewonde hand los. Mijn pink schrijnt.

Sams vingers vinden mijn heupen. Zachtjes begint hij mijn kokende huid te strelen. Met zijn andere hand knoopt hij zijn spijkerbroek los.

'Trek uit,' zeg ik hees.

Met zijn broek op zijn knieën en zijn T-shirt nog aan duwt hij zijn mooie lul bij me naar binnen en begint te bewegen, met trage halen en gesloten ogen. Hij stoot tegen mijn pijnlijke baarmoeder.

'Dieper,' fluister ik. 'Harder.' Ik trek mijn knieën naar me toe. Mijn nagels boren zich in zijn vlees. Mijn pink lijkt in tweeën te scheuren. Koud zweet. De kamer draait. 'Ga door.' Ik zucht het kokhalzen weg.

Sam valt neer, zijn hoofd in mijn hals.

Ik lik zijn oor, mijn tong is op zoek naar zijn mond.

Zijn handen glijden om mijn billen en zijn pik gaat nog dieper, als een priem die mijn baarmoeder uiteen rijt. Ik wil dat alles alleen nog maar fysieke pijn is.

Hij pompt steeds sneller, zijn tong reikt nu ook naar de mijne. Zijn vinger vindt mijn anus.

Ik kreun. Zijn ritme wordt snel en schokkerig, en hijgend zegt hij dat hij gaat komen.

'Kom maar,' zeg ik. 'Kom maar, lekker diep, kom maar, schat.' Maak me maar helemaal kapot.

Sam staat meteen na zijn orgasme op. Gehaast trekt hij zijn broek omhoog. 'Jezus.' Hij kijkt alsof hij zojuist iemand vermoord heeft.

Ik strek mijn armen naar hem uit. 'Blijf alsjeblieft bij me liggen.'

'Nee, ik bedoel... Anne, je bloedt.'

'Het geeft niks.'

'Dit is niet goed. Kijk dan.'

Langzaam kom ik overeind. Op mijn benen zitten vegen bloed. Onder me ligt een grote rode plas.

'Ik heb je pijn gedaan.'

'Nee. Echt niet.'

Sam helpt me van de bank. Als ik sta, gulpt er bloed en sperma uit me.

'Het lijkt erger dan het is. Je kunt een beetje bloed verliezen na de punctie.'

'Ik vind dit niet een beetje.'

Ik heb geplast en me gewassen. Haast me naar beneden. Sam zit aan de keukentafel. Tussen zijn lippen de nietbrandende sigaret. Ik zeg dat ik niet meer bloed. Hij vraagt of ik zeker weet dat we niet naar de dokter moeten. De afstand is er weer. Nee, Sam, laten we hier alsjeblieft nog eventjes blijven zitten. Ik streel zijn nek. 'Wil je koffie?'

'Nee, dank je. Het is beter dat ik ga. Als jij helemaal oké bent...'

'Nog vijf minuutjes.'

'Sorry, ik moet echt weg.' Hij wrijft nerveus door zijn haar. Dan staat hij op en pakt zijn sleutels van tafel. Ik omhels hem. Hij is van hout.

'Ik heb geen spijt,' zeg ik zacht.

Hij drukt een vaderlijke kus op mijn voorhoofd. 'Wat een puinhoop,' mompelt hij.

10

Rilana stapt zuchtend binnen. 'Het is godverdomme onmogelijk hier te parkeren.' Ze heeft twee volle kledingzakken bij zich en gooit ze neer op de bank, die ik net nog heb schoongemaakt. 'Nou ja, *whatever*, ik ben er, met wat te gekke jurkjes voor je.' Ze geeft me een kus, die naar pepermunt ruikt.

Rilana is styliste van de sterren. De beste die er is. Jarenlang heb ik me afgezet tegen het idee dat je als tv-persoonlijkheid kennelijk een styliste moet hebben, maar uiteindelijk heb ik me eraan overgegeven. Zelf je kleding kopen is een kostbare en tijdrovende aangelegenheid en je laten sponsoren door een merk maakt je tot een reclamezuil. De styliste van de sterren weet precies wie wat waar en wanneer draagt. En ze haalt je uit je 'comfortzone', zoals Rilana dat zegt. Als ik haar vraag niet aan te komen met te korte rokjes en mouwloze truitjes, neemt ze juist die mee. Daarna weet ze me ervan te overtuigen dat het me fantastisch staat, dat ik een prachtig figuur heb, en voor ik het weet propt ze nog een paar kipfilets in mijn bh. Dankzij Rilana ga ik nu naar de beste kapper, heb ik extensions van Balmain, smeer ik een dagcrème die is afgestemd op mijn eigen DNA en krijg ik om de drie maanden een babybotox. Niemand die het ziet, ik kan gewoon nog fronsen, maar het frist net even op. Rilana zelf heeft een bovenlip waar Angelina Jolie jaloers op zou zijn en een huid waarop geen rimpel, geen porie, geen vlekje te zien is. 'Chemische peeling, meid, en nooit in de zon.'

'Wat heb jij in godsnaam gedaan?' Ze wijst naar mijn verbonden pink.

'Verbrand. Aan de oven.'

'Shit. Daar zit je dan mooi mee vanavond. Laat het netjes verbinden bij Marguerite, dan springt het niet zo in het oog.' Marguerite is onze spuitdokter. Uit haar tas haalt ze een grote beker groene smurrie. 'Sapkuurtje,' zegt ze lachend.

Ik rits de zakken open, haal de kleding eruit en leg alles op een rijtje op de bank. Ik zie veel geel. Ik haat geel.

'Ja, ik weet wat je denkt. Maar volgens mij zal het je fantastisch staan. Je moet het aan zien.'

'Geel is de kleur van de haat.'

'En in Azië is het een heilige kleur. Maar momenteel is het dé modekleur.'

'Ik weet nu al wat ze op Twitter gaan zeggen. Daar heb je Pino. Hé, ik zie een heel oud kuiken! Pasen is geweest, hoor!'

'Mens, wat interesseert jou Twitter.'

'Niets,' lieg ik. Ik lig na een uitzending uren in mijn bed tweets te lezen. Er zijn nachten dat ik er niet van slaap. Er zijn nachten dat ik overweeg nooit meer op televisie te verschijnen. 'Ik wil iets roods aan.'

'Komt ze nu mee. Dat vind ik meer iets voor de winter.'

'Dan zwart.'

'Houden ze niet zo van bij *Late Night*.' Rilana is vastbesloten mij in zo'n geel geval te hijsen.

Bij Soap Studio mag ik tussendoor. Dokter Marguerite knipt voorzichtig het verband van mijn pink. 'O, jeetje.'
Ik kijk ernaar. Mijn nagel is zwart, de beschadigde huid eromheen ook. De rest van mijn pink is dik en vuurrood. Het stinkt.
'Dat heeft pijn gedaan.'
'Ja. Tegen de grill van de oven.'
'Het ziet eruit alsof het in direct contact met vuur is geweest.'
'Hij bleef plakken. De grill stond op z'n heetst.'
'Waarom ben je niet meteen gekomen? Dit is onherstelbaar beschadigd. Die nagel komt niet meer terug. Het nagelbed lijkt derdegraads verbrand.' Ze dept de wond met een nat gaasje en smeert er een gel op. 'Dit is een antibacteriële zalf. Ik doe er een hydrocolloïdpleister op en dan moet je naar een specialist.'
Ik bedank haar en steek het kaartje van de huidarts die ze aanbeveelt in mijn tas.
Marguerite legt haar duim onder mijn kin en bekijkt me aandachtig. 'Gaat het wel goed met je?'
'Prima.'
'Je ziet er moe uit.'
'Beetje veel gedoe aan mijn hoofd.'
'Ja, shit, wat een toestand. Ik las het vanochtend in de krant.'
Ik glimlach. Heb al dagen geen krant gelezen. Als er oorlog was uitgebroken, had ik het niet geweten. Terwijl het nieuws mijn vak is.

Don haalt me op. Ik stap in zijn auto. Hij drukt een kus op mijn wang en begint te ratelen. 'Ik hoef jou natuurlijk niks te vertellen, je weet hoe het werkt, maar please, hou het positief.'

'Je kent me toch.'

'Ja, maar de verleiding is groot een bommetje te gooien, toch? En dat leidt alleen maar af van waar het werkelijk om gaat, namelijk jou zo snel mogelijk aan een nieuw programma helpen. Dus we moeten het verhaal omdraaien. Jij bent toe aan een nieuwe uitdaging. Het niet verlengen van je contract is een kans. Breng het zo. Zeg dat je dankbaar bent en zin hebt en vol goede ideeën zit.'

Ik heb niets gegeten. Mijn ledematen voelen slap en rillerig. 'Ik heb geen zin en niet één goed idee.'

Don zet me af voor hotel Schiller. Ik steek buiten nog een sigaret op.

Achter de paaltjes bij de paarse loper staat een horde tienermeisjes me aan te gapen. 'Jij bent toch van tv?' vraagt een van hen.

'Ja,' antwoord ik.

'Mogen we met jou op de foto?'

'Tuurlijk!'

Ik hoor een ander meisje fluisteren: 'Ik ken haar niet. Waarvan dan?' Herkend worden is iets waar ik nooit echt aan zal wennen, maar niet herkend worden brengt me ook uit balans.

'Dat jij rookt,' zegt een ander.

'En voor wie staan jullie hier?' vraag ik terwijl de meisjes in een keurig rijtje naast me komen staan.

'Ed Sheeran!' roepen ze in koor.

De portier maakt de foto. Als hij genomen is, verzamelen ze zich allemaal rond de telefoon.

Visagiste Angelique omhelst me. We draaien allebei al jaren mee in dit incestueuze kringetje van de dagelijkse tv-shows. Een redactrice vraagt me wat ik wil drinken. Ik wil witte wijn. Ik mag meteen in de stoel.

'Je bent de enige vrouw vandaag. Jullie kunnen ruim de tijd nemen,' zegt de redactrice wier naam ik alweer vergeten ben.

Angelique streelt mijn wang. 'Wat gaan we doen, lieverd?'

Ik staar naar mezelf in de spiegel. De gele jurk heb ik thuisgelaten. Nu ik hier zit vind ik mijn outfit, een simpele blauwe blouse en een spijkerbroek, te bescheiden.

'Je ziet er goed uit, zeg. Mooi, dat naturelle. En je bent afgevallen, lijkt het wel.'

De redactrice brengt de wijn. Ik neem een flinke slok. 'Met de make-up maar even rustig aan graag.'

'Dat dacht ik ook.'

Mijn gezicht wordt ingesmeerd met een primer.

'Meid, wat een verhaal. Dat ze zomaar vlak voor de start van het nieuwe seizoen je contract niet verlengen... Een schande vind ik het. Ik dacht dat voor de publieke omroep de kijkcijfers niet zo belangrijk waren. En je hebt niet eens echt de kans gekregen. Hoelang heb je gedraaid? Amper een seizoen toch?'

'Ja,' zeg ik en ik neem nog een slok.

'Dames!' roept Don bij binnenkomst. 'Wauw, Anne, je ziet er te gek uit. Geniaal. Mooi, eenvoudig, intelligent, meisjesachtig. Klaar voor de strijd. *Love it.*'

'Ja toch?' Angelique lacht uitbundig.

'Gaat-ie?' Don knijpt in mijn schouder.

Ik knik. 'Top.'

'Humberto is fan van je, zei hij net, dus het gaat helemaal goed komen. Heb je de kranten gelezen?'

'Die heb ik overgeslagen, als je het niet erg vindt.'

'Maakt ook niet uit, de berichtgeving is wisselend. *De Volkskrant* heel negatief, zo van Anne Koster verliest slag om kijker, *De Telegraaf* schrijft dat de publieke omroep zich in het komende seizoen meer gaat richten op de jonge kijker en dat jij daarom het veld moet ruimen, in *Het Parool* staat een heel aardig stukje over dat de identiteitscrisis bij AVROTROS compleet is nu ze het enige echte talent dat ze in huis hadden eruit hebben gegooid.'

Angelique brengt me weer tot leven met foundation. 'En hoe is het met die mooie man van je? Komt hij ook nog?'

'Nee, hij heeft het erg druk.'

'Jammer. Het is zo'n leukerd. Ik kwam hem laatst nog tegen.' Haar handen gaan geroutineerd over mijn gezicht.

Een hete golf van stress welt op. 'O ja, waar dan?'

'Ach, ik was in de Reguliers met wat vrienden en daar stond hij, buiten, bij Ludwig geloof ik.'

In de spiegel zie ik Dons wenkbrauwen omhooggaan.

'O. Wat leuk,' zeg ik.

Ik wil vragen met wie hij was, wanneer precies, hoe laat. Ik zie voor me hoe hij daar staat, tussen de jonge, hippe mensen, knap als hij is, en hoe hij het hoogste woord voert. Ik was thuis, dat weet ik zeker. Thuis in bed, wachtend op hem, niet wetende dat hij al vertrokken was en bouwde aan een leven zonder mij. Mijn zwakte en angst hadden niks te maken met de dagelijkse spuit Decapeptyl. Mijn oerhart wist wat er komen ging. Ik heb er niet naar geluisterd.

'En? Mooi toch zo?' Angelique spuit nog wat lak op mijn haar, duwt het met haar vingers iets boller. 'Wel mooi gedaan, hoor, die weave. Je ziet het helemaal niet.'

Zij ziet een ander dan ik. Ik zie de oprukkende ouderdom, de vermoeidheid, het verdriet.

'Yes,' zeg ik. 'Dank je, lieverd.'

In de gastenruimte nemen Don en ik nog een wijntje. 'Doe je een beetje rustig aan?' zegt hij als ik een grote slok neem.

Humberto stapt binnen, strak in het pak en glunderend

van oor tot oor. 'Wat fijn dat je bij ons aan tafel wilt komen. Ik ben een groot bewonderaar, maar dat wist je al.'

'Ik vind het zo knap wat jij hebt gedaan met deze show,' zeg ik en ik meen het. Als we iets gemeen hebben is het wel dat we ondanks al het gezeik in de media altijd zijn doorgegaan. En waar ik verloor heeft hij gewonnen.

'We gaan het gezellig maken,' zegt hij. 'Voel je vrij je ook in andere gesprekken te mengen, maar dat hoef ik jou niet te vertellen. Heeft Esther het draaiboek al met je doorgenomen?'

Ik schud mijn hoofd. Plotseling breekt het zweet me uit. Alsof ik geen adem meer krijg. Ik leg een hand op mijn borst.

'Gaat het?' vraagt Humberto.

'Ja, ja,' zeg ik en ik probeer te glimlachen.

Don pakt me bij de schouders. 'Heb je wel goed gegeten, lieverd?'

Ik weet niet eens of ik wel gegeten heb.

'Je ziet lijkbleek.'

Het liefst zou ik nu wegrennen.

'Anne, wat voel je? Heb je pijn?' Iemand legt een hand tegen mijn voorhoofd.

Ik wil naar buiten, naar de koelte, weg van de hete doodsangst die me ineens overspoelt. Ze geven me een glas koud water.

Don drukt zijn vinger in mijn hals. 'Geef haar wat ruimte, mensen.'

Ik focus me op de tafel, waarop nootjes en mini-Marsjes staan. Mijn maaginhoud komt omhoog, ik weet de boel binnen te houden door diep te ademen. Het gaat over. Ertegen vechten heeft geen zin.

'Pak een stoel,' hoor ik in de verte.

'Moeten we 112 bellen?' Paniekerige stemmen.

'Geef dit, laat haar hierin ademen.'
Iemand houdt een zakje voor mijn mond en neus.
Het lijkt uren te duren voordat ik rustiger word. De mensen om me heen staren me bezorgd aan.
'Er is een ambulance onderweg, meisje.' Humberto zit op zijn knieën naast me. Van zijn eeuwige optimisme is weinig over.

Een klassieke paniekaanval, zo noemt de dienstdoende arts op de Spoedeisende Hulp het.
'Jezus,' zegt Don. 'Ik ben me doodgeschrokken.'
'Op een te lage bloeddruk na bent u zo gezond als een vis. Misschien moet u het een tijdje rustig aan doen.'
'Ik doe al rustig aan. Ik heb geen werk meer, geen man, hoe rustig wil je het hebben?'
'Dat zijn ingrijpende gebeurtenissen, waardoor u onder zware stress staat. Praat u met iemand?'
De standaard. Te veel stress. Het is allemaal psychisch. Ga eens met iemand praten.
'Ik kan u ook een ademhalingscoach aanbevelen. Dat is zeer effectief bij hyperventilatie.'
Don legt zijn hand op mijn arm. Hij kijkt me bemoedigend aan.
'Voor nu geef ik u een receptje alprazolam, dat is een angstremmer, en propranolol, een bètablokker. Het laatste middel kunt u nemen als u nog moet presteren, de alprazolam is voor heel af en toe, om de paniek de baas te worden. U krijgt er hier maar tien van, want het werkt nogal verslavend.'
'Ik weet het.'
'Ah, u heeft dit eerder gebruikt?'
'Vroeger. Toen ik net ging studeren.' Ik ken alle varianten benzodiazepinen en MAO-remmers. Er zijn periodes in

mijn leven geweest dat ik erop leefde. De junk in mij maakt een sprongetje.

'We gaan het regelen, dokter. Ik zal heel goed voor deze vrouw zorgen. Zij blijft een weekendje op de bank zitten.'

Dat is wel het laatste wat ik wil. Alleen thuis op de bank, in het mausoleum van mijn relatie.

Op de wc bel ik Sam. Ik krijg zijn voicemail. Ik hang op en bel meteen nog een keer. 'Ik ben in het ziekenhuis. Ik heb een soort aanval gehad. Sorry dat ik je bel... Laat maar. Vergeet dit telefoontje.'

11

Normaal gesproken lees ik iedere dag vier kranten. 's Ochtends *nrc.next*, *de Volkskrant*, *De Telegraaf* en 's middags *Het Parool*. Met een neonroze stift markeer ik de onderwerpen die me geschikt lijken en de namen van personen die ik graag in mijn show zou zien. Ook deze ochtend heeft Coby, mijn werkster, de drie kranten op mijn keukentafel gelegd.

Mijn hoofd is nog wattig van de alprazolam en ik pak *De Telegraaf*, waarop ik mezelf ineengezakt in de armen van Humberto Tan zie hangen. De foto beslaat bijna de halve pagina. *NRC* en *de Volkskrant* zijn zo vriendelijk geweest de foto niet te gebruiken. Maar alle drie hebben ze er voorpaginanieuws van gemaakt.

DE VAL VAN ANNE KOSTER

De Telegraaf
Van onze verslaggever

Anne Koster is gisteravond, vlak voor de uitzending van *RTL Late Night* waarin zij te gast zou zijn, ineengestort en afgevoerd naar de Spoedeisende Hulp van het Onze Lieve Vrouwe Gasthuis.

Koster zou komen praten over het beëindigen van haar contract door AVROTROS. Backstage zakte Koster plots ineen. Na bezoek aan de Spoedeisende Hulp van het OLVG mocht zij weer naar huis. Vermoedelijk werd de psychische druk waaronder zij staat haar te veel.
Zelden is een talkshowhost zo door het slijk gehaald als Koster. De vrouw die drie jaar op rij werd uitgeroepen tot Nieuwsvrouw van het Jaar, werd op de sociale media na iedere uitzending door de gehaktmolen gehaald. Kijkers die haar sexy verschijning hekelden verweten haar gebrek aan inhoud. Voor- en tegenstanders bediscussieerden de vraag of glamour en looks samen kunnen gaan met politieke en maatschappelijke vraagstukken. Men noemde de benen van Koster afleidend, provocerend en irritant en haar totale verschijning te kil en oppervlakkig.
Kosters manager Don van Dam verklaarde dat zij oververmoeid is vanwege een aanhoudende virusinfectie. Humberto Tan: 'Ik wens mijn lieve collega heel veel sterkte en hoop dat de media haar met rust zullen laten. Maar wat ik vooral verwacht is dat Anne volgend jaar weer op tv is. Omdat ze steengoed is en het belangrijk is dat er in deze door mannen gedomineerde wereld ook een vrouwelijk geluid te horen is.'

Wanneer en hoe Anne Koster weer op televisie zal verschijnen is nog onduidelijk. AVROTROS heeft het contract voor *Rondom Nieuws*, dat slechts een seizoen de tijd heeft gekregen om zich te bewijzen, niet verlengd.
Daarvoor werkte Koster bij *Een Vandaag*, *Nieuws op Maandag* en *Nieuwsuur*.

Ik pak mijn telefoon en zie drieëntwintig gemiste oproepen, vijftien appjes en een ontploft Twitter-account. De

meeste oproepen zijn van Don en de redactie van *Late Night*. Niks van Sam. Hij gaat over. Als vanzelf neem ik op.
'Djiezus, buuf.'
'Ja, dat was niet mijn beste moment,' zeg ik.
'Nee zeg, die foto...'
'Vreselijk.'
'Welke debiel doet zoiets?'
'Ja, en welke debiele krant plaatst zoiets?'
'Maar wat is er nu gebeurd? Had je gezopen of zo?'
'Nee, natuurlijk niet. Op de Spoedeisende Hulp hadden ze het over hyperventilatie.'
'Van de stress?'
'Ik denk het.'
'Nou ja, dat is niet zo gek natuurlijk. Jeetje, Anne...'
'Ja.'
We zijn stil. Ik probeer een sigaret uit het pakje op tafel te vissen, maar mijn handen trillen te hevig.
'Kan ik iets voor je doen?'
'Ik zou niet weten wat. Tenzij je Sam kunt terugbrengen. En goeie drugs hebt.'
Jazz grinnikt. 'Daar kan ik wel aankomen, hoor, je zegt het maar. Trouwens, een gewoon jointje doet ook wonderen. Beter dan een fles wijn, of die chemische benzo's.'
'Doe mij maar alle drie.'
'Maar Anne, je moet het niet zover laten komen, hoor.'
'Nee. Ik weet het.'
'Je kunt je niet zo gek laten maken door een man. Laat hem oprotten.'
Ik begin te huilen. Ik kan het niet helpen. Ik ben alle controle over mijn leven kwijt.
'Trouwens, hij heeft mij geappt, vanochtend.'
'Echt? Waarom?'
'Hij maakt zich zorgen om je. Je had een nogal raar be-

richt op zijn voicemail achtergelaten en hij heeft natuurlijk ook de kranten gezien.'

'Waarom belt hij mij dan niet?'

'Dat leek hem niet zo'n goed idee. Maar hij voelt zich in ieder geval verschrikkelijk.'

'Hoe klonk hij?'

'Ja, gewoon, als Sam die zich schuldig voelt. En ik heb het hem natuurlijk niet makkelijk gemaakt. Heb gezegd dat ik hem een ontzettende lul vind en dat hij er een vreselijk zootje van heeft gemaakt.'

'Waarom appt hij jou? En niet Don?'

'Dat durft hij natuurlijk niet.'

'We hebben seks gehad. Eergisteren.'

Jazz is stil.

'Het was heel heftig. Hij is nog niet klaar met mij. Dat weet ik gewoon zeker.'

'Het is een man. Die grijpen altijd hun kans om makkelijke seks te scoren. Fuck, hé. Nu vind ik hem een nog grotere klootzak. Maar je mag er geen hoop uit putten, Anne.'

'Weet ik. Ik weet het allemaal. Geen hoop. Doorgaan met mijn leven. Mijn zegeningen tellen, ga op een andere kerel liggen.'

'Zal ik langskomen?'

'Nee, joh. Ik red me wel. Jij moet lol maken. Met mij komt het wel weer goed.'

'Is er iemand bij je?'

'Don zal nog wel komen.'

'En je moeder?'

'Die heeft al genoeg aan haar hoofd. O god, en zij ziet natuurlijk ook die foto…'

Mijn moeder woont nog steeds in Heiloo, naast mijn jongere zus Sophie, die sinds haar puberteit alcoholiste is. Na het overlijden van mijn vader is het haar levenstaak Sophie en haar zoontje Ricky overeind te houden. De bedoeling is dat ik haar trots ben, haar geslaagde kind. Zij ziet in mij een kopie van zichzelf: de bikkel, de vechter, degene die zich wel redt. Wij hebben geen problemen, wij zorgen ervoor dat de problemen van anderen opgelost worden. Mijn zus is net mijn vader. De zwakkere die het nooit meezit. Degene met het patent op alle zorg. Nog een dochter met problemen kan mijn moeder er niet bij hebben.

Wanneer ze belt, neem ik de eerste twee keer niet op. Ik heb nog niet de energie om haar gerust te stellen. Onder de douche was ik mijn vel tot het rood ziet. Ondertussen denk ik aan Sam. Ik kan er niet mee ophouden. Ik zie voor me hoe hij wakker wordt naast het jonge veerkrachtige lijf van Sammy. Hoe hij zijn pik bij haar naar binnen brengt en zij haar kont krachtig tegen zijn liezen drukt. Zou ze weten dat die pik gister nog in mij zat? Ik draai de kraan op zijn heetst. Het is fijn. De beelden van Sam verdwijnen. Ik heb mezelf aangeleerd pijn met pijn te bestrijden.

Ik koel mijn lichaam met een koude straal en dep mezelf daarna droog. De brandende tinteling golft na en ik smeer mijn geteisterde huid in met Sams bodylotion. In de spiegel staar ik naar de krassen op mijn buik en bovenbenen. Boven mijn venusheuvel vlamt het ruitenpatroon van streepjes op. Die heb ik ooit in mijn huid gekerfd met een scheermesje. Het is als een tatoeage, een herinnering aan de tijd dat mijn vader ons leven tot een hel maakte. Sam hield van mijn littekens. De eerste keer dat hij mijn gehavende buik zag schrok hij niet, zoals de anderen die ik had toegelaten tot mijn lichaam. Hij streelde en kuste de krassen en zei dat hij het op een vreemde manier heel mooi vond. Vanaf het moment dat hij in mijn leven kwam heb ik mezelf niet meer beschadigd. Vandaag is het het enige waarop ik me verheug.

Picture yourself on a beautiful beach, klinkt de warme, rustige stem van Andy uit mijn meditatie-app. *Feel the warm sand at your feet. Wiggle your toes and enjoy the softness.* Als Sam niet terugkomt, wil ik dood. *The sun gently warms your skin and you feel relaxed and happy.* Ik adem diep in. Andy heeft mijn drang om mezelf te snijden weten te onderdrukken. *It's okay if your mind wanders off, just let it be, let all your thoughts just go, like little bubbles in your head.* Ik moet Sam vertellen hoe ik me voel. Als ik maar kan zien dat het hem iets kan schelen. *When you walk along the beach, with your feet in the clear blue water, you see yourself. You see the you that you want to be.*

Ja, ik zie mezelf zoals ik wil zijn. Naast hem. Ik ben niet het type dat loslaat.

12

De bel gaat. Ik kijk op het beeldscherm wie er voor mijn deur staat. Daniela. Ik zie haar vinger opnieuw naar de bel gaan. Ik weet dat ze zal blijven bellen tot ik opendoe. Dat doen vriendinnen. Ze zijn er voor je in tijden van nood. Sleuren je erdoorheen met wijn, chocola en praten. Zijn net zo woedend als jij op die lul van een vent en bezingen uiteindelijk alle voordelen van het alleen-zijn. De vrijheid. De oceaan aan nieuwe mogelijkheden die ineens aan je voeten ligt. Niet meer naar je schoonfamilie hoeven. Het bed en de tv helemaal voor jezelf. Ik doe open. Ze zal me troosten met leugens.

'Ik kom eraan,' roep ik in het trapgat. Daniela's driftige hakken stampen door de hal. Ik trek aan wat ik al dagen draag. Een zwarte joggingbroek en mijn grijze T-shirt. Geen bh. Het shirt stinkt naar sigaretten en zweet. In de badkamer spuit ik wat parfum op en op mijn sloffen loop ik de trap af, recht in haar armen.

'Jezus meid, waarom heb je me niet teruggebeld?'

Ze is een kop groter dan ik. Ik lijk te verdwijnen tussen haar borsten.

'Wat is er in godsnaam allemaal aan de hand?'

Ik maak me los uit haar omhelzing en vraag wat ze wil drinken.

'Whatever. Wat jij neemt.'
'Ik neem een wijntje.'
'Is het daar niet wat vroeg voor?'
'Ja. Maar als je vent ervandoor is mag het.'
'Wat zeg je?' Daniela kijkt geschokt. 'Hè? Hoe dan? Afgelopen donderdag gingen jullie nog naar Düsseldorf.'
Ik pak een fles pouilly uit de ijskast en trek hem open.
'Nou, doe mij er dan ook maar een.'
Ik vertel alles.
'Ik kan het gewoon niet geloven,' stamelt Daniela af en toe tussendoor.
We eten paprikachips en tomatensoep die ik nog in de vriezer had.
'Ik dacht al,' zegt Daniela, 'toen ik die foto zag: Anne stort nooit in. Nooit. Jij bent zo'n blok beton, zo'n ijzersterk wijf, er moet wel iets verschrikkelijks aan de hand zijn.'
'Wat kan ik doen?' vraagt ze na het opentrekken van een tweede fles.
Ik haal mijn schouders op. 'Dat wicht omleggen?'
Daniela schiet in de lach. 'Jezus, An, wat een kutzooi. Ik snap dat het nu lijkt alsof je hele leven kapot is. Maar dat is natuurlijk niet zo. Je komt er weer bovenop.'
Ik knik en staar uit het raam. Buiten zindert de prachtige zomer. Het zou moeten regenen.
'Je weet toch dat dat gevoel voorbijgaat?'
'Ik word nooit moeder.' Ik heb het koud en er schieten kleine scheutjes paniek door me heen.
'Zeg nooit nooit. De kans is klein, ja. Maar misschien ontmoet je een man met kinderen... Ik weet dat het irritant klinkt, maar er komt een moment dat je je daarbij neerlegt. Dat je je realiseert dat er meer is in het leven dan kinderen krijgen en een relatie hebben. En nu gaan we naar

buiten. Hup. De zon schijnt. Kom, de tuin in.'

We pakken alles op en verplaatsen ons.

'Maar wat dan, Daniela, wat is er meer in het leven dan liefde en kinderen krijgen?'

'Nou, er is vriendschap. En je prachtige carrière. Er ligt een hele wereld voor je open. Vrij zijn is ook wat waard, hoor. Doen en laten waar je zin in hebt. Ik ben bijvoorbeeld heel gelukkig. Ik kan gaan en staan waar ik wil.'

Ik kijk naar haar eigenwijze gezicht. Haar wangen vertonen de eerste couperoselijntjes. Daniela verkondigt altijd luid de voordelen van haar singlebestaan. Zegt dat ze zoveel blijer is dan de meesten van haar vrienden in een relatie. Het is een leugen. Er hoeft maar een man binnen te komen en ze stort zich op hem als een leeuwin op een rauwe biefstuk.

'Ergens diep vanbinnen weet ik dat het weer goed komt. Het is voor Sam niet niks, kiezen voor een relatie waarin misschien geen kind geboren wordt. De ivf-pogingen hebben hem ook veel stress bezorgd. En ik was alleen maar met mezelf bezig. Ik heb hem te veel voor lief genomen. Als ik meer aandacht had gehad voor zijn problemen, voor zijn gevoelens…'

Daniela slaat haar ogen neer. Ze houdt haar mening voor zich. Ze heeft altijd een hekel aan Sam gehad.

Pas na een geïmproviseerde maaltijd van pasta met tomaten en mozzarella weet ik haar mijn huis uit te werken. Tijdens haar bezoek heb ik maar aan één ding gedacht. Ik moet Sam spreken. Het was alsof het licht in mijn hoofd aanging. Natuurlijk heeft Sam mij verlaten. Want vanaf het moment dat we begonnen aan de vruchtbaarheidsbehandelingen heb ik hém verlaten. Ik ben alleen maar met mezelf bezig geweest. Ik heb me vastgebeten in het hele proces, zoals ik me in alles vastbijt. Niet één keer keek ik om om te zien of Sam nog bij me was. En Sam is een man die aandacht nodig heeft. Hij moet zich gezien voelen. Ik ben dat vergeten. Natuurlijk wendde hij zich tot Sammy. Iemand die tegen hem opkijkt en bereid is hem alles te geven. Het is niet netjes van hem maar wel begrijpelijk.

Ik schenk nog een glas wijn voor mezelf in en bel hem. Mijn hart springt zowat uit mijn borst. Het is zo fijn dat ik het nu zie en begrijp. Dat er nog een kans is. Natuurlijk houdt hij nog van me. Hij kon me gisteren ook niet weerstaan. Onze liefde is zo sterk, die is heus niet zomaar verdwenen.

Aan de andere kant hoor ik een vreemde toon en dan: 'Dit nummer is niet bereikbaar.' Ik bel nog een keer. Weer hetzelfde bericht. Sam zet nooit zijn telefoon uit. Misschien is er iets gebeurd. Of zit hij in de bioscoop. In een vliegtuig. Ik zie voor me hoe hij hand in hand met... Nee, ik ga dat niet denken. Ik bel nog een keer. Daarna stuur ik een app. *Wil graag even met je praten, wil je me bellen? Xxx*

Onder Sams naam staat niet wanneer hij voor het laatst online is geweest. En naast mijn bericht verschijnt slechts één vinkje. Ik loop rondjes om mijn tafel. Als mijn mobiel overgaat, stoot ik bij het opnemen twee glazen om. Het is Don. Ik zeg hem dat alles goed is en dat ik met rust gelaten wil worden. Vlak voor ik wil ophangen vraag ik hem of hij nog iets van Sam heeft gehoord.

'*Nope*,' zegt Don. 'Maar bel me morgen, want ik heb leuk nieuws, schat. Je was trouwens trending topic. No worries, de mensen zijn erg met je begaan.'

Nog steeds één vinkje. Ik open m'n Mac en ga naar Facebook. Ik toets zijn naam in in de zoekbalk. Ik krijg drie Sam Knippenbergs, maar niet mijn Sam. Wat is er aan de hand? Ik zoek hem op Twitter.

Sorry, you can't follow this user because they're blocking you. Als versteend staar ik naar het scherm. Ik rook en drink en google zijn naam. Ik bekijk iedere afbeelding die van hem op internet te vinden is. Mijn geliefde. Ik kijk naar hem alsof hij een vreemde is, een man die ik toevallig ben tegengekomen en die ik nu wanhopig probeer terug te vinden. Hij heeft me afgesneden. Als een pijnlijke zweer uit zijn systeem verwijderd. Dit kan hij niet gedaan hebben. Zij zit erachter. Ik zoek haar op Facebook. Ook Sammy kan ik niet meer vinden.

Ik bel Jazz. Niet Daniela. Haar gun ik mijn vernedering niet. 'Ben je thuis?' vraag ik.

'Yep.'

'Zit je achter je computer?'

'Ook.' Jazz klinkt slaperig.

'Ik kom eraan.'

Jazz doet de deur open in een roze onesie. Ze lijkt ineens twaalf. Zo zonder make-up is haar huid onrustig. Ik hoor haar moeder roepen.

'Het is Anne,' roept ze terug.

Ik volg haar de hal in, de woonkamer en de keuken door, en groet Mabel. Ze staat te koken in een witte zomerjurk en haar borsten lijken ieder moment uit haar decolleté te kunnen rollen. 'Hé Anne, heb je al gegeten?'

'Ja,' zeg ik.

'Hoe gaat het?'

'Niet zo heel goed,' antwoord ik.

'Ja, ik hoorde al zoiets. Ik denk dat ik je toch even een bakkie soep geef. Je moet wel blijven eten.' Ze neemt een slok van haar rode wijn en kijkt me meelevend aan.

'Mam,' zegt Jazz op die manier waarop een puber tegen haar moeder praat, de manier waarop nooit iemand tegen mij zal praten. Ik wil mam zijn. Ik wil soep maken voor ons kind.

'Weet je, Anne, die mannen van nu, dat zijn waardeloze figuren. Echt, allemaal. Het is nooit goed genoeg. Ze zijn niet opgevoed, dat is het. Verwende prinsjes. Hebben nooit geleerd verantwoordelijkheid te nemen, hebben altijd maar alles gekregen wat ze wilden. En zeker die gasten hier in Amsterdam. Ze hoeven maar een kroeg in te lopen en daar staan de hordes mooie, zelfstandige, hunkerende vrouwtjes...'

'Oké, mam, Anne is hier voor mij. We gaan naar mijn kamer.'

'O. Ja. Willen jullie daarna een glaasje wijn?'

Jazz' kamer is een waar meisjesparadijs. Het witte spijlenbed in het midden ligt vol rode en roze kussens, beschenen door een kroonluchter. Haar bureau wordt verlicht door een kitscherige porseleinen lamp compleet met rustend herderinnetje. Uit de miniboxjes naast haar bed klinkt een of andere moeilijke indiezanger.

Ik ben op van de zenuwen. 'Ze hebben me geblockt,' zeg ik.

'Ah, gossie,' zegt Jazz.

Ik plof neer op haar bed. 'Waarom? Hoe kan hij dat nou doen? Vijf jaar, godverdomme. Vijf jaar zijn we samen. Dan kun je er toch niet zo plotseling de stekker uit trekken? Dat doe je iemand van wie je houdt toch niet aan?'

'Nee, normale mensen niet. Maar die bestaan bijna niet meer. Misschien heeft hij een tijdje rust nodig?'

'Dat kan hij toch gewoon zeggen? Ik móét met hem praten. Ik had zo'n heldere ingeving zonet. Ik begrijp hem. Ik weet nu waarom hij zich tot Sammy heeft gewend. Het is logisch. Ik heb hem verwaarloosd. Dat wil ik hem vertellen. Hij moet me een tweede kans geven. Ik weet dat hij nog van me houdt, ik voel het. Gisteren. Hij heeft jou geappt. Als hij niks meer om me gaf, zou hij zich ook niet schuldig voelen.'

Jazz bijt op haar onderlip. Ze ontwijkt mijn blik.

'Toch?'

'Ik weet niet wat ik zeggen moet. Mijn vriendinnen vinden me te cynisch. Aan mij heb je echt niet veel. Ik zie het bij mijn moeder. Mannen doen zo. In ieder geval jullie mannen. Die zogenaamde creatieve veertigers die zichzelf beschouwen als de reïncarnatie van Jezus.'

'Sam is vijfendertig.'

'Nog erger.'

Mijn ogen vullen zich met woedende tranen.

Jazz komt naast me zitten en legt een arm om me heen. 'Lieve An, kom op nou. Denk aan jezelf. Laat die lul de tering krijgen.'

Ik schud mijn hoofd. 'Ik kan het niet loslaten. Nog niet. Er is nog te veel. Het is een fase waarin hij zit.'

'Je bent alleen maar bezig met hem. Je moet je bezighouden met jezelf. Sowieso weet je dat je hem moet loslaten, als je hem echt terug wilt.'

'Please, laat die *Happinez*-spreuken achterwege.'

Jazz staat op en pakt haar laptop. 'Ik neem aan dat je via mijn account wilt kijken naar zijn Facebook?'

Ze komt weer naast me liggen. Samen bekijken we zijn pagina. Hij heeft zijn profielfoto veranderd.

'Als iemand zijn profielfoto verandert, weet ik altijd al hoe laat het is. Relatieproblemen, nieuwe liefde, of op zoek naar nieuwe liefde.'

De foto is genomen op het strand. Sam kijkt stralend en zongebruind in de camera, zijn bruine haren woest en touwachtig. Ik kan het zeezout bijna proeven. Het is een nieuwe foto. Wij zijn al in geen maanden naar het strand

geweest. Ik weet in ieder geval zeker dat ik die foto niet heb gemaakt.
'Hij heeft zijn relatiestatus nog niet bijgewerkt,' zegt Jazz.
'*Thank God.*'
Ze scrolt naar beneden. Sam post zelden iets. Zo nu en dan wordt hij getagd in posts van zijn reclamebureau, en de laatste foto op zijn tijdlijn is er een van ons samen op een of andere première. Ik in een lange rode jurk, Sam in een prachtig zwart pak van Paul Smith dat ik de middag ervoor voor hem had gekocht. Sam haat premières en alle feesten waar we dienen te poseren op een rode loper. En het is ook de hel. In de taxi ernaartoe zit je nog ruzie te maken, fashiontape op je borsten te plakken en je gympen te vervangen door onmogelijk hoge hakken, om vervolgens uit te stappen met een lach van oor tot oor, geheven kin, je buik in en lopen alsof je zojuist een bezemsteel hebt ingeslikt. Je doet amicaal met de andere BN'ers, die je uitsluitend zoenen en kennen voor de camera, en je hoopt maar dat er op de foto's geen vetrol, geen *panty line*, geen ongelakte teennagel, glimmend voorhoofd of sokkenstriem te zien is. Is dat wel het geval, dan slachten de alwetende stylisten je af in de roddelbladen. Ik ga dan ook bijna nooit. Maar deze première mochten we niet missen. *Pronken met mijn mooie man*, schreef ik erbij.

Jazz zoekt de pagina van Sammy op. Ook zij heeft haar profielfoto veranderd. Blote schouders, stralende zon, haren in het gezicht. De aanzet van haar volle borsten. Tweehonderd likes. *You gorgeous!* Sam heeft hem geliket. Ik heb haar aangenomen. Ik vond haar een bijzonder kind. Zo sprankelend en ambitieus, met een gezicht waarnaar je blijft kijken. En ze streelde mijn ego door te verklaren dat ze mij zo bewondert.

'Wat een kutwijf,' mompelt Jazz. 'Ik haat dit soort types. Met hun grote tieten en hun zelfvoldane smoel. Vers van het Larense hockeyveld gaan ze ineens de hipster uithangen in Amsterdam.'

Sammy Jo Hofstee heeft een relatie.

Het staat er. Haar laatste post. 175 likes. *Wat leuk. Eindelijk mag je ervan genieten*!
 'Ja. Sorry. Je hebt er zelf om gevraagd,' zegt Jazz. 'Daarom moet je ze dus blocken. Jij wilt dit niet weten of zien. Het beste is als jij hen ook blockt. Blocken en door. Ik weet dat het kut voelt, maar dit hebben ze je willen besparen.'

Aan de keukentafel van Jazz en haar moeder krijg ik een grote kom pompoensoep. Ik heb de charme van dit gerecht nooit begrepen. Een dikke, melige brij die smaakt naar ziek zijn. Met moeite werk ik hem weg. We praten over het aanhoudende mooie weer en het aankomende tussenjaar van Jazz. Het gaat volkomen langs me heen. Er komt een salade op tafel. Ik eet om weg te kunnen. De moeder van Jazz vertelt dat ze vanavond een date heeft. Via Tinder.
 'Ik dacht dat je een scharrel had?' vraag ik.
 'Dat is uit,' zegt Mabel afgemeten. 'Maar het leven gaat door en Tinder is het nieuwe café.'
 Jazz roept getver en zegt dat Tinder niet voor bejaarden is. Haar moeder en ik schelen zes jaar. Mabel zegt dat ze toch wat moet, zij heeft ook zo haar behoeftes. Jazz steekt haar vingers in haar oren. Mabel grinnikt. Ik bedenk dat ik nooit op Tinder kan, of op Relatieplanet of wat voor datingsite dan ook. Ook iemand oppikken in de kroeg is voor mij niet weggelegd. Ik ben alleen. Misschien wel voor altijd. Met die gedachte komen ook de angstvlagen terug.

In mijn hoofd ga ik de mannen af die ik ken en die ook alleen zijn. Ik vind er niet één leuk. Ik wil Sam. Ik wil mijn leven zoals het was.

Jazz en ik kijken naar de boten vol dronken provincialen die door onze gracht varen. Het is bijna donker. In de stad lijkt een grote orgie gaande. Het gonst, dreunt en stinkt.
 'Ik ga je gedag zeggen, buuf. Ik moet dit hoofd nog even oplappen voor vanavond.' Ze kust me op de wang.
 Ik ruik haar zoete, warme meisjeslucht. Het raakt me, die geur van verlangen en verwachting. Jazz kan nog dromen van een toekomst waarin het wél mogelijk is een man, een kind en werk te hebben. Net zoals Sammy, denk ik. Mijn man. Mijn kind. Misschien straks zelfs wel mijn werk.

Ik ga niet naar binnen. Daar, in mijn huis, in mijn slaapkamer en aan mijn keukentafel loeren de pijn en de eenzaamheid. Ik begin te lopen, de Jordaan in. Langs terrassen vol mensen die gewoon leven. Met vrienden en geliefden. Ze lachen, ze drinken, ze eten alsof het de normaalste zaak van de wereld is. In mijn wereld word je geblockt, en voor lul gezet op de voorpagina van een krant. Wildvreemden hebben een mening over je en willen die niet alleen aan hun vrienden kwijt, maar vooral ook aan jou. Koude kut. Muts. Moslimhoer. Hysterisch zeikwijf. Daarom heb ik Sam zo nodig. Om te voelen dat er van me gehouden wordt en onderdeel te blijven van de normale wereld.
 Op de Noordermarkt drink ik een biertje. De mensen naast me staren me aan. Ik hoor het gefluister. Ja, dat is 'r. Echt, ik zweer het je. De brutaalste vraagt het. Ik geef haar mijn glimlach. Ja hoor, ja, ik ben het.
 'O, goh, sorry hoor. U zult wel gek worden van al die

mensen die dat vragen. Maar gaat het weer een beetje met u? Ik keek altijd graag naar uw show, ik vind u echt een topwijf.'

'Marja, laat die vrouw met rust, zeg.'

Marja trekt zich weinig van haar man aan. 'Ik zei net tegen Jan dat we vandaag zoveel BN'ers hebben gezien. En dan komt u ook nog eens naast ons zitten!' Ze pakt haar telefoon uit haar tas. 'Vindt u het heel erg?'

Nee, natuurlijk niet. Ik sla een arm om Marja heen. De flits van de camera verblindt me.

Marja checkt de foto. 'Top!'

'Niet op Twitter zetten, hoor!'

Marja lacht. 'Nee, haha, ik snap het! Nee, maar mijn moeder vindt dit enig. Dank u wel.'

Mensen als Marja en Jan zijn niet eens de ergsten. Dat zijn de mensen die doen alsof je niet bestaat. Het simpele feit dat ze je kennen van tv vervult ze met een soort woede die ze op je loslaten in de anonimiteit van de sociale media.

Ik reken af, sla de Westerstraat in en steek de Marnixstraat over. Bij iedere kroeg vraag ik me af of Sam en Sammy er zitten. Misschien zijn ze een weekendje weg. Lekker naar de kust. Ongestoord genieten. Ik gluur door alle ramen waarachter nog licht brandt. Niet iedereen zit buiten met vrienden. Een man zit een shaggie te draaien voor de tv. Een oude vrouw kijkt door een loep naar haar puzzelboek. Oud. Alleen. Het zou andersom moeten. Als je jong bent, kun je het alleen-zijn beter aan. Ik loop door het Marnixplantsoen, waar alcoholisten zich rond de bankjes verzameld hebben, en neem de brug over het water naar de Nassaukade. Ik weet niet of ik dit al die tijd al van plan was. Sammy woont hier vlakbij. Natuurlijk weet ik ook dat ik het beter niet kan doen. Ga naar huis. Neem een slaappil. Zie deze eerste maanden door te komen. Sta erboven, zegt de andere stem in mij. Nee. Ik wil het met eigen ogen zien. Het is de pathetische drang hen te confronteren met mijn pijn. Waarom moet ik lijden? Waarom zij niet?

Ik nader het café waar Sammy boven woont. Ik ben er eerder geweest, om een draaiboek op te halen. Schuin daar tegenover staat een bankje aan het water, waarop ik ga zitten. Wat denk ik hier te vinden? Ik kijk naar de mensen op het terras en het duurt niet lang of ik ontwaar Sam. Mijn luchtpijp wordt dichtgeknepen. Daar zit hij. Te lachen en te praten alsof er geen ramp is gebeurd. Als ik ook Sammy zie, schuddend met haar lange dikke haar in een T-shirt dat een schouder bloot laat, komt de pompoensoep omhoog. Kennelijk hebben ze al gezamenlijke vrienden. Ik denk aan de vrouw die op haar status antwoordde: eindelijk mag je ervan genieten. En dat doet ze, met haar theatrale gebaren. Er wordt een nieuw blad vol bier gebracht. Sammy pakt er twee glazen af en geeft er een aan Sam. Ze kussen elkaar. Gister zat zijn pik nog in mij.

Het lijkt uren te duren voordat ze naar huis gaan. Ik zie ze huggen met iedereen en dan gaan ze hand in hand naar huis. Hoe afschuwelijk het ook is om dit te zien, toch voelt het prettig in zijn buurt te zijn. Hij ziet er gelukkig uit. Ik stel me voor hoe ze achter elkaar de trap op gaan. Haastig, om zo snel mogelijk weer te neuken. De lichten gaan aan en Sammy staat voor het raam. Heel kort lijken onze blikken elkaar te vinden. Dan trekt ze met een driftig gebaar de gordijnen dicht.

Trillend steek ik een sigaret op. Ik tuur naar het zwarte water voor me. Ik weet niet hoe ik ooit nog zal kunnen slapen, of leven. Mijn huid jeukt van verlangen. Ik overweeg aan te bellen, een scène te trappen. Iets om van dit gevoel van machteloosheid af te komen. Ik neem een trekje van mijn sigaret en ga met het brandende puntje naar mijn pols. Zachtjes druk ik het tegen de witte, dunne huid. Ik zucht. De pijn voelt als een opluchting. Ga naar huis. Ga naar bed. Deze dag is voorbij. Ik gooi de peuk weg en wil net opstaan als iemand zijn hand op mijn schouder legt.

'Niet schrikken.'

Ik kijk recht in het prachtige gezicht van Sam.

'Wat zit je hier te doen, An?' Hij komt naast me zitten. Hij praat heel zacht, maar ik hoor de spanning in zijn stem.

'Waarom heb je me geblockt op Facebook en Twitter, en in je telefoon?' Ik wil zijn gezicht in mijn handen nemen.

'Dat leek me voor nu het verstandigst. We moeten een paar maandjes afstand houden, eerst rustig worden allebei.'

'Je had me op z'n minst even kunnen waarschuwen.' Ik wil zoveel zeggen. Mooie, liefdevolle, wijze dingen, die hem doen inzien hoe bijzonder onze relatie is. Er komt niets.

'Ja, dat had ik misschien moeten doen. Maar ik was een beetje in de war van onze laatste ontmoeting. Het was zo rauw, zo pijnlijk.'

'Ach, jij was in de war? Wat denk je van mij?'

Hij leunt met zijn ellebogen op zijn knieën en staart naar de grond. Hij doet er alles aan om mijn blik te ontwijken.

'Ja. Ik wil je geen pijn doen. Ik denk alleen dat het beter is duidelijk te zijn.'

'Ik denk dat je een fout maakt. En ik wil je vertellen dat ik me realiseer dat ik geen goede vrouw voor je ben geweest de afgelopen maanden. Ik was alleen maar met mezelf bezig, met hormonen, met zwanger worden, met een plaatje dat ik in mijn hoofd had van ons als gelukkig gezinnetje. Ik begrijp dat je verliefd bent geworden op Sammy. Zij was er toen ik er niet was.'

Nu kijkt hij me aan. Hij schenkt me een glimlachje. 'Weet je hoe blij ik ben dat je dit zegt?'

Ik sla mijn arm om hem heen en leg mijn hoofd op zijn schouder. Ik weet zeker dat Sammy naar ons gluurt.

'Het is ons niet gelukt. Zo kan het gaan. Ik hou nog steeds van je, Anne, en ik hoop zo voor jou dat je ook iemand vindt die je gelukkig maakt. En dat we op een dag vrienden kunnen zijn.'

Het is alsof ik een elektrische schok krijg.

'Maar dit soort dingen moet je niet meer doen,' zegt Sam en hij maakt zich van me los.

'Hoe bedoel je?'

'Voor Sammy's huis gaan zitten. Ons volgen. Dat is stalken, An. Ik begrijp het, deze keer, maar het moet niet vaker gebeuren.'

13

Ik kan niet slapen. Ook niet na twee glazen rode wijn en een diazepam. De alcohol en de pil verlammen alles behalve de stem die me telkens wanneer ik wegsukkel in paniek wakker roept, alsof ik steeds weer van een hoge toren val. Sam is weg. Ik ben alleen. Ik kan niet alleen zijn. Het herinnert me te veel aan vroeger. Hoe ik alleen op mijn kamertje zat. Mijn moeder die de deur op slot draaide. Het huilen van haar en mijn zus. De doffe klappen.

Mijn lijf is zwaar en slap. Ik moet plassen. Steeds weer. Ik neem nog een halve diazepam en zwalk terug naar bed. Mijn brein maalt door. Ik heb Don niet teruggebeld. Straks gaat mijn carrière ook nog naar de maan. Natuurlijk. Ik functioneer niet zonder Sam. Mijn hart is al eerder gebroken, door Maurice. Dat is ook goed gekomen. Zo dwaal ik door de duistere krochten van mijn hersenen, totdat ik besluit maar gewoon op te staan en iets te doen wat me afleidt. Ik loop naar beneden, schenk nog een glas wijn in en rook een sigaret. Het heeft een aangenaam dempend effect boven op de benzodiazepinen. Ik zoek tussen de tijdschriften naar iets wat ik nog niet heb gelezen en stuit dan op de iPad. Een halfjaar geleden hebben Sam en ik dat ding aangeschaft omdat iedereen dat deed, omdat het zo handig zou zijn om in bed te lezen of een serie te kijken. Uiteindelijk gebruikten we het nauwelijks. Boeken bleken we toch het liefst op papier te lezen, series keken we op televisie, en werken deden we uit gewoonte op de laptop of telefoon. Ik zet de iPad aan. De batterij is halfvol. Kennelijk heeft Sam hem onlangs nog opgeladen. Ik druk op het Facebook-icoon. De stommerik. De lieve chaotische gek. Zijn account staat open.

Sams laatste post is een foto waarop hij en zijn collega's oesters eten in Café-Restaurant Amsterdam. Ik heb hem geliket. Sammy ook. Ze heeft zelfs een *comment* achtergelaten. *Hmmmmmmm*. Met een hartje erachter. Dat dit me niet eerder is opgevallen. Waar was ik? Ik zoek in zijn berichten naar Sammy. Mijn ogen zijn zwaar en branderig. Net nu ik niet meer wil slapen beginnen die verrekte pillen te werken. De chat tussen Sam en Sammy gaat acht maanden terug. Acht maanden lang hebben ze me bedrogen. Sammy's eerste bericht dateert nog van voordat ze bij mij kwam werken. Die avond bij de nazit van mijn show kenden ze elkaar allang. Ik lees hoe Sammy aandringt en hoe Sam afhoudt. *Ik ben ook geschrokken van de aantrekkingskracht tussen ons, die is er onmiskenbaar, maar ik zit in een relatie waarin ik over het algemeen heel gelukkig ben*, schreef hij zeven maanden geleden. Toen was hij nog gelukkig. Toen had ik dit nog kunnen voorkomen. *Zie mail*, schrijft Sammy terug. Kut. Ik open Outlook en zit meteen in Sams inbox. Wat een sukkel. Ik herinner me dat Daniela ooit tegen me heeft gezegd dat je als eerste in de virtuele prullenbak moet zoeken als je vermoedt dat je vriend vreemdgaat. Mannen verwijderen gevaarlijke mails, maar vergeten vervolgens hun prullenbak te legen. 'Onbewust willen ze betrapt worden, daarom maken ze zulke slordige fouten. Misschien omdat ze er stiekem trots op zijn.'

Mooie, lieve Sam,

Ik begrijp je. Het is ook nooit mijn bedoeling geweest om de liefde tussen jou en Anne kapot te maken. Ik heb daar heel veel respect voor. Het feit dat je mij op afstand houdt maakt je een nog mooier mens. En ik beloof je dat ik je na deze mail met rust zal laten. Ik wil je alleen nog wel laten weten dat ik onze ontmoeting heel bijzonder vond. Zodanig dat ik het risico op afwijzing wel moest nemen. Nooit eerder voelde ik zo'n intens verlangen naar iemand als naar jou. En als we praten vliegen de uren voorbij. Wij lijken wel één stem, één lichaam, één gedachte. Ik hoop voor jou dat Anne hetzelfde bij je losmaakt als jij bij mij. We hebben een prachtige nacht gehad, en wat er ook gebeurt, ik zal daar altijd dankbaar voor zijn. Mocht je ooit twijfelen aan je keuze, denk dan aan mij. Het maakt niet uit hoelang het duurt, ik ben er voor jou.

Ik hoop dat jij en Anne lang en gelukkig samen blijven. En dat al jullie moeite wordt beloond, en er een kindje komt. Ik laat je nu gaan. Vaarwel,

Jouw Sammy

Dat kleine, misselijke kutsecreet. Een maand na deze mail solliciteerde ze bij mij naar de stage. Ik was meteen weg van haar. Net als iedereen. Het meisje vol beloftes. Niet per se bloedmooi, maar vol leven en lust. Iemand die het winnen afdwingt.

Jeetje, lieve Sammy,

Ik vind het zo moeilijk allemaal. Ik wil niemand pijn doen. Jou niet, Anne niet... Aan de andere kant is het idee je niet meer te zien ook ondraaglijk. Maar laten we verstandig zijn. Hoe dan ook kan ik Anne niet in de steek laten. Ze vecht zo hard voor een kindje. Het ga je goed, mooie schat.

x

En zo gaat het maar door, de ene desperate, dweperige mail na de andere. Het lezen voelt alsof iemand met een mes in mijn hart boort.

14

Ik ben koffie aan het zetten als de bel gaat. Ik kijk op het schermpje en open de deur voor Don. 'Ben je nog niet klaar? Verdomme An, we moeten er over een uur zijn!'
'Waar?'
'Bij Jacques!'
Ik gooi mijn espresso naar binnen en maak er een voor Don.
'Hup, douchen jij.'
'Wat gaan we bij Jacques doen?'
'Praten, weet je nog? Je contract is niet verlengd. We willen toch wel weten waarom niet?'
Ik sla mijn handen voor mijn gezicht. 'Ik kan dat nu echt niet aan.'
'Jawel, dat kun je wel. Hup, hup.'
Jacques is de baas bij de omroep. Netmanager noemen ze zoiets. Hij is de man die je binnenhaalt door veren in je reet te stoppen en je weer uitkotst als er niet genoeg mensen naar je kijken. Kaal als een biljartbal, wat hij probeert te compenseren met een kek sjaaltje en een rode, rechthoekige bril. Een jaar geleden noemde hij me de beste interviewer van Nederland. Ik verdiende 'een plek op het erepodium naast Jeroen en Matthijs'. Nu gaat hij me vertellen

waarom het helaas niet gelukt is volgens hem. En dat hij, gezien de voortdurende bezuinigingen, bikkelharde keuzes moet maken. Het is blijkbaar dumpmaand.

'Ik heb ook góéd nieuws,' zegt Don als we in de auto zitten. 'Er is een verzoek van Blue Circle om eens te praten. Ze hebben een leuk format en het lijkt hun net iets voor jou.'
'Ah, leuk.'
'Leuk? Dat is te gek! Zeker nu.'
'Hoe bedoel je: zeker nu?'
Don tuurt naar de weg. 'Nu je in zwaar weer zit.'
'Je bedoelt nu iedereen Anne-moe is?'
Hij grinnikt. 'Je moet het allemaal niet zo serieus nemen. Ze schrijven maar wat.'
'Ze schrijven nooit: Nederland is Matthijs-moe, of Peter R. de Vries-moe.'
'Die man krijgt ook heel veel bagger over zich heen. Maar hij geeft er niks om. Hij doet wat hij doet. Dat moet jij ook leren. Maling hebben aan al die meningen.'
'Ik geloof er niks van.'
'Waarvan?'
'Dat Peter R. de Vries maling heeft aan wat de mensen over hem zeggen. Geen mens kan daar tegen.'

Don gaat er niet op in. We staren beiden uit het raam en zeggen lange tijd niets. Ik denk aan Sam en hoe oneerlijk het is dat hij zijn leven gewoon voortzet, maar dan met een andere vrouw. Van het ene in het andere warme nest. Dat ik plotseling niemand meer heb om mee te praten. Praten met Don is anders. Don heeft zakelijke belangen. Hij moet iedereen te vriend houden. Voor hem ben ik een bron van inkomsten. Hij streelt me niet in slaap als ik 's nachts wakker lig van de stress.

Pas als we Hilversum in rijden, informeert Don naar

Sam. Ik zeg dat ik niks meer van hem heb gehoord.
'Goed zo. En kun je het een beetje *handelen*, allemaal?'
Ik knik.

Op het kantoor van Jacques word ik verwelkomd alsof ik een lid van de koninklijke familie ben. De secretaresse gaat ons voor en vraagt wat we willen drinken. We lopen door langs de galerij van AVROTROS-gezichten. Ik hang er nog tussen. Mijn hoofd een tikje schuin, rond mijn lippen een slimme glimlach. Zou Sam al mijn foto's uit zijn telefoon hebben gewist? En ook de filmpjes die ik hem stuurde als ik in het buitenland was? Nu ik eraan denk voel ik mijn wangen rood worden. Hij bezit materiaal waarmee hij me kapot kan maken.

Jacques geeft me zo'n stevige hand dat ik mijn botjes voel kraken. 'Wat heb jij gedaan?' vraagt hij en hij wijst naar mijn verbonden pink.

'Ongelukje met de oven,' antwoord ik.

'Ga zitten, mensen. Fijn dat we bij elkaar komen om het een beetje fatsoenlijk af te ronden.'

Don en ik nemen plaats als twee stoute kinderen tegenover de meester. Na wat prietpraat over het aanhoudende mooie weer en de invloed daarvan op de kijkcijfers kijkt Jacques me handenwringend aan.

'Tja, Anne, je snapt dat ik me een beetje ongemakkelijk voel met de hele situatie.'

'Dat snap ik, ja.'

'Ik begrijp jullie vragen helemaal,' vervolgt Jacques. 'En de slechte communicatie is geheel en al aan ons te wijten. We waren zwaar onderbezet deze zomer en iemand heeft gelekt over de bestuursvergaderingen van twee weken geleden. Daar is het besproken en we kwamen tot de conclusie dat ons geen andere keuze restte.'

'En waaruit trokken jullie die conclusie precies?' vraag ik.

'In de eerste plaats uit de kijkcijfers. We hebben het veelbelovende begin niet vast weten te houden. En zodra je onder de 300.000 kukelt, met zo'n duur programma, is het eigenlijk al gedaan. Bovendien kijken er vooral veertigplussers. En in deze tijd is dat niet de juiste doelgroep om reclamezendtijd te verkopen. Het is nu eenmaal zo dat deze kijker al productvast is. Het is tijd om ons profiel drastisch te verjongen.'

Jacques vouwt zijn handen achter zijn hoofd en leunt zelfvoldaan achterover.

'We hebben niet eens de kans gekregen. Nee hoor, wij werden naar een onmogelijk tijdstip verplaatst. Recht tegenover Tan. Alsof hij zoveel jonge kijkers trekt.'

'Om eerlijk te zijn, ja, dat doet hij. Dat weet jij ook wel. *Anyway*, we hebben ook te maken met de reclameblokken. En zodra ergens de geur van mislukking aan hangt, wil niemand meer rondom je programma inkopen.'

Wat een eikel van een vent is het toch.

'Nou, nou, geur van mislukking,' protesteert Don. 'We openden weken achtereen met 700.000.'

'Ja, het begin was veelbelovend. Maar dat had ook alles te maken met de rest van de programmering. Toen die veranderde stortte het in. En we kunnen ons dat verlies niet meer permitteren. Bovendien, Anne...'

Hij buigt zich over de tafel heen en kijkt me van onder zijn woeste wenkbrauwen streng aan. 'Er zijn klachten geweest. Over jou.'

Don draait zich verbaasd mijn kant op.

'Bij mijn weten heb ik keihard gewerkt, samen met de redactie. Er is me niets bekend over klachten.'

'Ik kan helaas geen namen noemen, dat heb ik beloofd,

maar er is iemand bij me geweest die vertelde dat de organisatie een zootje was en jij je vooral bezighield met je persoonlijke beslommeringen.'

'En waarom kwam die persoon niet naar mij?'

'Die persoon had het gevoel dat je tegen het overspannene aan zit.'

'Ach, wat een onzin,' roept Don verontwaardigd. 'Dus er komt een of ander wicht een beetje roddelen en jij sodemietert meteen maar een van je paradepaardjes eruit. Ik weiger dit te geloven.'

'Ik heb je net uitgelegd dat het een opeenstapeling van factoren is geweest. Don, jij weet toch ook hoe moeilijk het is nu? Het spijt me oprecht dat het zo naar buiten is gekomen, maar wij staan nu eenmaal voor onmogelijke keuzes. De markt wil verjonging, we verliezen kijkers aan de commerciëlen, er is geen plaats voor nog een dagelijkse talkshow, zeker niet op de klassieke manier als *Rondom Nieuws*.'

Twee mannen die over mij praten als over een product waarvan de houdbaarheidsdatum is overschreden. 'Wat mij verbaast,' zeg ik, 'is dat er nooit over deze problemen is gepraat toen de show liep. Waarom ben je niet naar me toe gekomen met deze klachten?'

Jacques speelt met zijn koffielepeltje. Hij blijft mijn blik ontwijken. 'Dat had inderdaad moeten gebeuren.'

'En wie van mijn redactie is komen klagen? Ik vind dat ik er recht op heb dat te weten.'

'Ik heb het beloofd. Diegene sprak niet alleen namens zichzelf.'

'Maar je weet toch, Jacques, dat ik niet iemand ben die mensen uitbuit en er een zootje van maakt?'

'Anne,' zegt Don, 'jouw professionaliteit staat hier niet ter discussie. En op basis van het gezeik van één iemand, die ook nog eens anoniem wenst te blijven, worden dit soort beslissingen niet genomen. Ik denk dat we genoeg weten. En Jacques, je gaat Anne terugzien op televisie. Met daverende kijkcijfers. Let maar op.'

Don pakt zijn tas. 'Ga je mee, schat? Het lijkt me dat we hier zijn uitgepraat.'

Scheldend loopt Don voor me uit naar de auto, mijn portret met zich meezeulend. Dat heeft hij nog even snel meegegrist.

Als we instappen zeg ik het. 'Don, Sam gaat met Sammy.'

'Ja, ik weet het...'

'Hoezo weet jij het?'

'Ik ving iets op. Zo gaat dat, mensen roddelen, iemand had ze gezien.'

'Jij weet het en je komt niet naar mij toe?'

'Nou niet zo verontwaardigd doen meteen. Ik weet het pas sinds gisteren. En ik wist niet dat jij al op de hoogte was. Het leek me niet echt een goed idee om jou vlak voor dit gesprek te vertellen dat je dubbel genaaid bent.'

'Het is Sammy.'

'Ja, dat zei je net al.'

'Nee, ik bedoel, zij is degene die bij Jacques is gaan klagen.'

'En waarom zou ze dat doen? Ik denk niet dat Jacques een stagiaire serieus neemt.'

'Ze wil me kapotmaken.'

Don start de auto. 'Zo moet je niet denken, Anne. Ik snap het wel, ze heeft Sam van je afgepakt en dat voelt natuurlijk afschuwelijk. Maar probeer er geen heel complot achter te zoeken.'

'Ik voel het.'

'Ja, dat denk je. Maar wat je nu allemaal voelt, dat is niet echt. Je hart is gebroken. Je slaapt slecht, je drinkt veel... Je bent nu niet in staat de situatie helder te zien. Jacques probeert gewoon zijn straatje schoon te vegen, *that's it*, lieverd. En heel gemeen dat hij er zo'n verhaal bij haalt. Maar je komt er nooit achter. Focus je op de *future*, schat, er is al vele keren voor je gebeld. Dát is belangrijk.'

Niet alleen AVROTROS, *maar ook Sam laat haar in de steek.* Het staat op *Nu.nl. RTL Nieuws. De Telegraaf.* LINDA*nieuws*. Een foto van Sam die met gebogen hoofd onze voordeur achter zich dichttrekt. En een van mij, in mijn badjas rokend op het bankje met Jazz. *Het bericht is nog niet bevestigd door het eens zo gelukkige paar. Management van Anne hult zich in stilzwijgen.* Ik lees alles. Ook de reacties. *Overrated* zeikwijf. *Who cares* dat die twee aandachtsgeile narcisten uit elkaar zijn? Wat een non-nieuws. *Nice.* Ik zou haar zeker doen. Publiciteitsgeile hoer. Hij was die kouwe kut vast zat. Ja, hoor. Vorige week zouden ze nog trouwen en een kind krijgen. Volgende week exclusief in *Privé*: HET BEZOEK VAN ANNE EN SAM AAN EEN DUITSE IVF-KLINIEK. IS ANNE KOSTER ONVRUCHTBAAR?

Mijn moeder belt. Ik neem op.
'Wat is er toch allemaal aan de hand, lieverd? Waarom vertel je mij nooit iets? Ik schrik me dood. Wat verschrikkelijk. Ik dacht altijd: ik heb in ieder geval één dochter over wie ik me geen zorgen hoef te maken.' Ze zucht hoorbaar.
'Mam, je hoeft je geen zorgen te maken. Het komt wel goed.'
'Zo erg. Op jouw leeftijd. Dan liggen ze niet voor het oprapen, de mannen. Ik wou dat ik langs kon komen. Maar het is... Nou ja, ik wilde je er niet mee lastigvallen. Je hebt

al genoeg aan je hoofd. Het is alleen... Ricky woont nu bij mij. Je zus zit weer in Voorthuizen.'
'Hè, wat naar. Een terugval?'
'Ja, lieverd. Maar het gaat goed, hoor. Ze is eindelijk zover, denk ik. Ze lijkt er anders in te staan.'
Mijn zus is ieder jaar eindelijk zover. De enige die er nog in gelooft is mijn moeder. Ik kan het niet meer horen.
'Nou, meisje, misschien kom ik dit weekend langs met Ricky, lijkt je dat leuk?'
Ik antwoord dat ik er niet ben. Even met wat vriendinnen de stad uit.
'Oké, ja, dat doet je goed. Dan mail ik je straks waar je zus zit. Misschien kun je een kaartje sturen, of langsgaan?'
'Ja.' Ik kan het adres in Voorthuizen dromen. Langsgaan doe ik al lang niet meer. Ik heb het opgegeven. Geen familiedag, geen schadebrief, geen eindeloze praatsessie met *counselors* of *fellows* heeft haar ooit langer dan een maand weggehouden bij de drank.
'Dat *overachieven* van jou, dat is gewoon een manier om de verslaving van je zus te compenseren,' zei Sam altijd. Ik denk dat hij gelijk heeft. Zelfs nu probeer ik goed nieuws te verzinnen, om mijn moeder blij te maken.
'Maak je geen zorgen om mij, mam,' herhaal ik. 'Er zijn heel veel aanvragen voor me. Je zult zien dat ik over een paar maanden blij ben dat het zo gelopen is. Dan heb ik een veel leuker programma, en misschien zelfs wel een leukere vriend.'
'Dat zou fijn zijn, kind. Zoek er deze keer een van je eigen leeftijd. En je weet wat ik altijd zeg, hè? Waar een deur dichtgaat, gaat een andere deur open.'
'Precies.'
'Tot gauw, schat. Kom snel een keer langs. Of we kunnen samen naar je zus gaan. En Ricky is over drie weken jarig. Kijk maar of je komt.'

We hangen op. Het is niet eerlijk, het leven.

Ik loop naar de keuken. Ik staar naar het aanrecht. Alles wat er staat herinnert me aan hem. Het idee dat ik hem over een paar maanden zou tegenkomen en dat we dan een oppervlakkig kletspraatje zouden maken. Hij met een ander, ik met een ander. Dat we zouden zeggen blij te zijn dat we allebei het geluk gevonden hebben. Hoe kan het dat ik hem nog in iedere vezel van mijn lijf voel en hij naast haar ligt, met haar koffiedrinkt, de dag doorneemt, haar voeten tussen zijn warme dijen klemt. Er zijn dagen geweest dat ik blij was een dag alleen te zijn. Maar alleen zijn en je gekoesterd en geliefd weten is gemakkelijk. Dan kun je zeggen dat je goed bent in alleen-zijn. Nu besef ik dat ik er verdomd slecht in ben. De bewering dat de commentaren op internet je niet raken is enkel waar als er iemand is die je door en door kent, die je troost, die je bevestigt. Ik sta in de keuken en ik ben werkelijk alleen. En alleen ben ik niets. Zo geloof ik de commentaren. Ik ben een kouwe kut. Wat ik doe stelt niets voor. Het is me altijd gemakkelijk afgegaan en nu hebben ze me door. Ik bestond naast Sam. Ik leefde voor Sam. Ik was ambitieus door Sam. Hij zit met duizenden onzichtbare haakjes aan mij vast.

Ik haal mijn telefoon uit mijn zak. Vierendertig oproepen gemist. Twaalf WhatsAppberichten, veertien sms'jes, vierhonderd nieuwe volgers op Twitter, tweehonderdvierenzestig Facebookberichten. Ik bel Don terug.

Hij neemt meteen op. 'Ja, hier kon je op wachten.'

'Het is die kleine kuthoer. Ze is uit op mijn totale ondergang.'

'O, please, niet zo gaan beginnen. Dit is gewoon hoe het werkt. *One day you're up, next day you're down*. Maar het betekent niks, *sweetheart*. Morgen heeft Sylvie een nieuwe lover en is iedereen jou weer vergeten.'

'Ik wil dat je Sam voor me belt.'
'Ik heb al contact met hem gehad. We gaan een statement geven. Sam en ik hebben al iets in mekaar zitten flansen. Dat jullie beider razend drukke carrières de boosdoeners zijn. "Het is niet gelukt het leven op te bouwen dat we wilden, en daarom gunnen we elkaar nu de vrijheid. We zijn erg verdrietig en houden nog steeds heel veel van elkaar. We blijven goede vrienden en gunnen elkaar het allerbeste."'

Mijn maag draait om. 'Eind deze week ligt de *Margriet* in de winkel met het interview met mij. Daarin vertel ik dat Sam het beste in mij naar boven haalt. Dat we dromen van een gezin.'

'Ja, nou ja, *that was then, this is now*.'

'Wat is er mis met de waarheid?'

'Lijkt me dodelijk voor jouw imago.'

'Het komt toch uit. Dat secreet lokt hem mee naar een of ander restaurant en tipt de pers.'

'Ik heb Sam met klem gezegd dat hij voorlopig uit de openbaarheid moet blijven met dat kind. We hebben liever dat jij als eerste gezien wordt met iemand anders. Misschien moeten we dat organiseren.'

'Don, please. Regel een gesprek tussen mij en Sam. Hij heeft me geblokkeerd.' Ik open de ijskast en schenk een beker witte wijn in. Aan de andere kant blijft het even stil.

'Weet je, Anne, is het niet beter als jullie een tijdje geen contact hebben?' zegt hij na een tijdje. Zijn toon is ineens anders. Hij twijfelt aan me.

'Waarom is dat beter? We moeten dit toch uitpraten? Ik heb geen idee waarom dit allemaal gebeurt. Hoezo ben ik de enige die pijn moet hebben? Hij zou toch op z'n minst een poging kunnen doen om wat van die pijn over te nemen of te verzachten?'

'Ik denk niet dat hij geen pijn heeft. Dit soort dingen zijn nu eenmaal pijnlijk. Laat hem los, Anne. Hoe kut het ook is. Ga in therapie, duik de kroeg in, stort je op je werk. Wees woedend. Maar laat hem los. Dat is het beste. Voor jou. Laat je hierdoor niet kapotmaken.'

'Jij bent wel de laatste van wie ik zo'n kutantwoord had verwacht. "Laat hem los." Hoe dan? Dat zegt niemand er ooit bij. Alsof het iets is wat je zomaar doet. Hij is godverdomme overal. In ieder hoekje van de kamer. In de stad. In mijn hoofd…'

'Als je hem niet meer stalkt, zal dat uiteindelijk vanzelf gaan.'

'Stalkt? Hoe kom je daar nou bij? Wie zegt dat? Ik hem stalken?'

'Ik weet niet hoe jij het noemen wilt, maar hem steeds bellen, naar je huis lokken, 's nachts voor zijn deur zitten… Het zijn zijn woorden. Niet de mijne. Maar in ieder geval, zo wil je natuurlijk helemaal niet in de publiciteit komen.'

Ik neem een teug van de witte wijn. Die brandt in mijn slokdarm. Ik weet niet meer hoe het moet, leven.

'Anyway, An, ben je er nog?'

Uit mijn keel komt een schraperige klank.

'Het is nu belangrijker dan ooit om je gezicht te laten zien. Je mag niet de indruk wekken dat je een verlaten, ontslagen vrouw bent. Op jouw leeftijd ben je zomaar ineens weg.'

Ik heb geen antwoord.

'Het goede nieuws is dat iedereen je wil hebben als gast. Daar moeten we gebruik van maken. Laten zien dat je er nog bent. Geef je exclusieve verhaal, schat, nu kun je je kracht tonen.'

'DWDD is weer begonnen.'

'*My thoughts exactly*. Ik ga bellen.'

Van het opvouwbare kledingrek van Rilana pluk ik een lichtgroene zijden blouse. 'Mooi hè,' zegt ze. 'Ik dacht meteen aan jou toen ik deze vond. Isabel Marant. Je moet wel weten dat Chantal en Wendy hem ook hebben.' Ze pakt een leren broek. 'Deze eronder en je bent klaar.'
'Ik doe mijn spijkerbroek aan.'
'Ook cool. Ik heb deze bij me, heel boho. Flared en lekker hoog.'
'Nee, mijn eigen spijkerbroek.'
'O. Natuurlijk. Wat jij wilt.' Ze buigt zich over een grote zwarte sporttas en vist er een paar groene sleehakken uit. 'Gucci. Snoepjes zijn het. En ze zitten als pantoffels.'
Ik trek ze aan. Als ik sta, voel ik me een reuzin. 'Ja. Precies goed.'
'Ga je nog wel even naar de pedi?'
Ik kijk naar mijn voeten. Op m'n grote teen zit nog een half maantje donkerrode lak. De rest is eraf gesleten.
'Hé, ik wil nog zeggen: ik weet hoe je je voelt. Mijn relatie is nu een halfjaar uit. Het wordt beter, echt waar. En jij bent zo'n leuke, mooie, sterke vrouw, jij blijft echt niet alleen.'
Het zijn de woorden die ik overal hoor. Bij de bakker, de groenteman en de slijter, die lijkt te draaien op liefdesverdriet. Mijn mailbox zit er vol mee. En hoewel ik weet dat het heus op een dag beter wordt, heb ik er niet veel aan. Het is een troost zonder inhoud, uitgesproken door mensen die niet weten wat ze moeten zeggen tegen een verlaten mens.
'Jij hebt je zoontje,' zeg ik.
Ze begint te blozen. Alsof geluk iets is om je voor te schamen. 'Ja,' zegt ze zacht. 'Dat klopt. Anders zou ik denk ik gek worden.'

Op de fiets denk ik niet aan wat ik straks zal zeggen. Er zijn geen zenuwen, geen angsten, ik voel niet de geringste vechtlust of honger naar rehabilitatie. Ik rij door de stomende stad, kijk naar de mensen op de terrassen. Mensen met plannen, een doel, de rustgevende aanwezigheid van vrienden of een partner. Sommigen uitgeblust naast een buggy, anderen opgetogen pratend. Ik krijg geen kind, schiet het voor de duizendste keer door mijn hoofd. Lange tijd was dat mijn grootste angst. Nu is het een feit. Een kind is altijd mijn vanzelfsprekende toekomst geweest. Zelfs toen de gynaecoloog zei dat het waarschijnlijk op de natuurlijke manier niet zou lukken. Ik wist het zeker: er zou een kind komen. Zoals ik zeker wist dat Sam mijn grote liefde was. Een plan B bestond niet. Wie een plan B heeft legt zich al neer bij verlies.

15

Binnenkomen in de studio van DWDD is als binnenkomen bij je nieuwe schoonfamilie. Iedereen kent elkaar al eeuwen, of althans zo lijkt het, en ze bekijken je als de zoveelste scharrel van hun zoon. Afwachtend, hun aandacht gericht op de vertrouwde gezichten. Met gepaste beleefdheid wordt je verteld wat je te wachten staat, waarna je begeleidster zich weer opgelucht wendt tot iemand van haar eigen familie.
Don is er al en spreidt zijn armen. Ik vlucht in zijn omhelzing en complimenten. '*Gorgeous*. Je ziet er stralend uit. Heb je er zin in?'
'Natuurlijk,' zeg ik met een lach.
'Luister,' fluistert hij in mijn oor. 'Er is een klein probleempje. Ik heb al geprobeerd het op te lossen, maar het is me niet gelukt. Sammy werkt hier.'
Ik hou me vast aan zijn schouders. 'Godverdomme.'
Don pakt me bij mijn bovenarmen en kijkt me onderzoekend aan. Hij is mijn enige vriend, besef ik.
'Kun je het *handelen*?'
Ik knik als een braaf kind, hoewel er beelden van Sammy met Sams pik in haar mond door me heen schieten. Ik had beter moeten opletten.

'We kunnen ons geen rellen, geen fouten veroorloven, Anne.'

'Ik beloof je dat het goed gaat.'

'Oké, daar vertrouw ik op. Nu ga ik eten voor je halen. Iets met tortellini, zalm en dille.'

'Ik heb al gegeten.'

'Niet waar. Dit hier is Natasja, zij brengt je naar de make-up. Ze neemt ook de avond met je door.'

Ik schud Natasja de hand. Haar hand is krachteloos en klam. Het verbaast me hoe jong iedereen tegenwoordig is. Deze lijkt wel net van de lagere school te komen. Blonde krullen, een blozend gezicht en een mond vol ijzerwaren.

'Ik ben heel blij u eindelijk te ontmoeten. U bent mijn grote voorbeeld. Toen ze me op school vroegen met wie ik later zou willen werken, noemde ik u.'

'Wat leuk. Dank je wel. En tutoyeer me alsjeblieft.'

Ik kus mijn visagiste. Ik ken ze inmiddels allemaal.

'Mijn god, je was al zo dun!' roept Selke uit. 'Je moet gaan eten, hoor! Kom, je mag bij mij.' Ze duwt me in haar stoel.

In de helverlichte spiegel zie ik een spits, verbeten gezicht.

'Jeetje zeg,' verzucht Selke. 'Gaat het een beetje?'

'Een beetje,' antwoord ik.

'Ik wil me niet opdringen, hoor, maar ik heb vreselijk met je te doen. En ik vind het bijzonder dapper dat je hier zit.'

Natasja pakt een krukje en komt naast me zitten, een stapel A4'tjes in haar hand. 'Je kent het programma, neem ik aan?'

Ik glimlach en knik.

'Eh, jij bent derde, na de band. Tot die tijd zit je in het publiek, op de bank.'

Ik ben dus geen hoofdgast.
'Als Mart Smeets de tafel verlaat, mag jij zijn plaats innemen. Halina Reijn is tafeldame en Matthijs gaat vragen wat je nieuwe plannen zijn. Hij zal ook even ingaan op het onverwachte einde van *Rondom Nieuws* en dan komt er een dame wier spraakmakende opiniestuk DE SENIOR TELT NIET MEER MEE OP TV vandaag in *de Volkskrant* stond. Heb je het gelezen?'

'Ja, natuurlijk,' lieg ik. 'Maar voor de duidelijkheid, er wordt hopelijk niets gevraagd over mijn relatie?'

'Ehm, lijkt me niet. Ik zal nog dubbelchecken met de redacteur van dit onderwerp. Ik heb van je agent begrepen dat je om persoonlijke redenen geen direct contact met haar wilt?' Natasja's wangen zijn inmiddels vlammend rood.

'Wil je ook een glas witte wijn voor me halen?'

Selke en ik kijken haar na als ze de make-upruimte verlaat.

'Meid, wat een toestand.' Ze inspecteert mijn huid. 'Het is je overigens niet aan te zien. Beetje droog.' Haar zachte vingers strelen mijn voorhoofd. 'Ja, sorry hoor, maar hier blijft niets lang geheim.'

Met een kwast smeert ze de foundation op mijn wangen. Ik sluit mijn ogen en merk hoe moe ik ben. Twee weken geleden is het dat Sam en ik naar Düsseldorf reden en alles nog was zoals het zou moeten zijn. Hij verscheurd door een leugen, ik nerveus ratelend dat ik zo'n goed gevoel had deze keer, hoe overtuigd ik ervan was dat het zou lukken. Over een jaar zijn we dit vergeten, zei ik. Dan zijn we druk in de weer en gelukkig met de baby. Ik heb zijn hand nog gepakt. Maak je nu maar geen zorgen om mij, lieverd. Hier weten ze waar ze mee bezig zijn. Ik wil dat het weer zo is. Niets weten. Nee. Ik zou willen dat die hele vernederende gang me bespaard was gebleven.

'Het lijkt wel of er iets in het water zit, hier in Amsterdam.' Ik schrik op van Selkes woorden. 'Echt, zodra die mannen veertig worden, moet ineens alles anders. Ik vraag me af wat ze d'r aan vinden. Ik bedoel, ik snap het wel, jong lijf en zo, maar waar moet je het over hebben?'

Dit is wie ik nu ben. De vrouw die is verlaten voor een jonger exemplaar. In de deuropening verschijnt Sammy. Met een glas wijn en een bord dampende pasta. Achter haar Don. Ik zie de paniek in zijn ogen.

'Hé, Anne, wat fijn dat je kon komen.' Ze geeft me de wijn en het bord. 'En wat vreselijk stom dat *Rondom Nieuws* is gestopt. Ik heb zo'n fijne tijd bij je gehad.'

Ze buigt zich naar me toe. Ze draagt een paars T-shirt met wijde hals. Ik zie haar borsten bungelen in een gebloemd bh'tje. Om haar heen een geur van schoon wasgoed en jasmijn. Ze drukt een vluchtige kus op mijn wang. Daarna loopt ze met opgeheven hoofd weer weg. We staren alle drie naar haar ronde billen, gestoken in een hoge skinny jeans.

'Nou ja, zeg,' mompelt Selke verontwaardigd.

De zaal is goed opgewarmd. Matthijs loopt rond, maakt een praatje met het opgewonden publiek en als hij mij ziet geeft hij me een kus. 'Wat goed dat je er bent.'

Halina omarmt me. 'Schat! Ik ben zo'n fan van jou. Heb je Maartje al ontmoet?' Met haar hand in mijn rug dirigeert ze me naar Maartje, een kortharige, kleine vrouw in een paars designergewaad. De jurk doet haar geen goed. 'Zij heeft dat briljante verhaal in *de Volkskant* geschreven.' Ik schud een vochtig handje.

'Weet je, vrouw, ik geloof dat wij eens samen op pad moeten. Laten we dat doen. Ik geef je na de uitzending mijn nummer,' vervolgt Halina.

'Ik heb je nummer al, lieverd.' In onze wereld is iedereen een lieverd en een schat.

Een geluidsman stelt zich voor als Sjoerd en geeft me een zender. Maartje en ik zitten naast elkaar op de bank. Zij krijgt spa rood, ik nog een witte wijn.

'Ik durf echt niet te drinken,' fluistert ze. 'Dan ga ik *dalijk* ratelen.'

Dalijk. Het is het stopwoord van mijn moeder. Dalijk ligt ze onder de groene zoden. Dalijk grijpt ze weer naar de drugs.

'Kom je ook uit Noord-Holland?'

Maartje knikt. 'Hoor je dat meteen? Kut. Ik heb logopedie gehad, weet je. Maar als ik nerveus ben, val ik terug...'

'Het komt goed, lieverd, ik vind het heel gezellig en vertrouwd klinken.'

Ik neem een flinke teug wijn. Aan de overkant zie ik Sammy druk doen. Haar aanwezigheid is als een klem om mijn hart.

'Doe alsof het jouw show is.' Don legt een hand op mijn schouder. 'Laat je alsjeblieft niet uit je evenwicht brengen door haar.'

De openingstune klinkt. Matthijs zit aan tafel met Halina en Mart Smeets. Ze nemen een slok, doen een laatste kledingcheck, halen diep adem. Matthijs vraagt nog wat aan Smeets. Ik heb een hekel aan Smeets als gast. De pompeuze zelfingenomenheid. Geeft je het gevoel een snotneus te zijn die zojuist een belachelijk domme vraag heeft gesteld. En hij steelt altijd tijd van andere gasten.

'Vreemd, hè,' fluister ik in het oor van mijn buurvrouw, 'dat senioren niet meer meetellen op tv, behalve Mart Smeets. Snap jij het?'

Ze grinnikt.

Matthijs begint met een verhaaltje over de zesde start

van de Tour de France in Nederland afgelopen zomer. Hij pakt een boekje van tafel en richt zich tot Mart.

'Hoe was het voor jou, na tweeënveertig jaar lang dé man van de Tour geweest te zijn?'

'Ja. Fantastisch.'

'We hebben je natuurlijk wel gezien, maar dan in een heel andere rol...'

'Gezien? Gehoord.'

Matthijs veert verwonderd achteruit. 'Nou ja, het was toch televisie?'

'Ik heb ontzettend genoten van de dagelijkse portretjes die ik mocht maken. Hier zit een zielsgelukkig man.'

'Geloof ik niets van.'

'Dat is jouw probleem.'

Halina probeert er wat emotie in te brengen. 'Heimwee gehad?'

'Nee, ik hoef helemaal niet meer mee. Er is een tijd van komen en een tijd van gaan.'

'Dat hebben anderen voor jou besloten.'

'Ja, maar ik was het er volstrekt mee eens.'

'Kan toch, Matthijs,' roept Halina.

Smeets kijkt haar verstoord aan. 'Dit is een pingpongwedstrijd, mevrouw. En ik moet nu serveren.'

'O. Sorry, hoor. Ik zal jullie niet meer onderbreken.' Ze laat de hoekige conversatie verder aan de heren over.

Tijdens een filmpje over een basejumpende hond mag ik gaan zitten op de warme stoel van Mart. Hij begroet me met een plichtmatig knikje. Een nieuw glas wijn wordt neergezet. Ik recht mijn rug. Ik ben niet nerveus, wel woedend. Sammy heeft zich precies in mijn blikveld opgesteld. Ik probeer me te focussen op Halina. We lachen bijna flirterig naar elkaar.

Matthijs start in. 'Ze wond er nooit doekjes om. Haar

droom en doel was een eigen talkshow. En die kwam er. Afgelopen jaar kreeg ze eindelijk de kans zich te bewijzen. Anderhalve week geleden vernamen we dat *Rondom Nieuws* geen nieuw seizoen krijgt. Toen ze hierover zou gaan vertellen bij *Late Night*, stortte ze in voor de uitzending. Nu hier bij ons, en niet ingestort, Anne Koster. Welkom.' En meteen na het hartelijke applaus: 'Wat een turbulent jaar is dit voor jou.'

Ik zou een Mart-antwoord kunnen geven. 'Turbulent? Verklaar je nader.' In plaats daarvan geef ik mijn stralendste lach en zeg: 'Ja Matthijs, zo kun je het wel noemen.'

'Allereerst dit: ik vind het heel jammer dat je niet de kans hebt gekregen. Persoonlijk vond ik het een goed programma.'

'Ik vond het geweldig,' valt Halina hem bij. 'En zo belangrijk dat we ook een vrouwelijke talkshowhost hebben.'

'Dank jullie wel.'

'Even een kleine inventarisatie: je zou te kil zijn, er lag te veel nadruk op je mooie lange benen, je was te oppervlakkig, de gasten te onbekend. Ik ken weinig hosts die zoveel kritiek hebben gekregen als jij. Wat doet dat met je?'

'Ik ben natuurlijk wel wat gewend. En ik weet ook waar het vandaan komt. Tegenwoordig kunnen eenzame, boze mensen al hun grieven kwijt op de sociale media. Ik ben gewoon hun bliksemafleider. En als vrouw ben je al snel oppervlakkig, of een bitch.'

'En als je er ook nog zo fantastisch uitziet als jij, dan geloven ze niet dat een mooie vrouw die ervan houdt zich goed te kleden ook inhoud kan hebben,' zegt Halina.

'Ik kan niet geloven dat de show alleen wegens dit soort seksistische clichés is gestopt,' merkt Matthijs op.

'Nee, dat klopt. De omroep wil meer jongere kijkers. Omdat de adverteerders jongere kijkers willen. En ik trok een seniorendoelgroep, volgens Jacques. Met senioren bedoelen ze overigens iedereen vanaf vijfendertig. Dat is ook jouw doelgroep, en die van Pauw en Humberto.'

'Jacques van Dam, algemeen directeur van AVROTROS, dit voor de kijkers die niet weten wie Jacques is. Als je zelf een sterkte-zwakteanalyse mag maken... Wat waren de zwakke punten van *Rondom Nieuws*?'

'In de eerste plaats natuurlijk mijn benen.' De zaal lacht. 'Maar voor het nieuwe seizoen had ik zeker een lange broek aangedaan... Nee, dat is maar gein. Er is geen talkshowhostschool. Je kunt het vak alleen leren als je vlieguren maakt. En dat moet je gegund worden. Door je werkgever en door je publiek.'

'Als ik eerlijk mag zijn...' Matthijs kijkt me aan met zijn zogenaamd indringende blik. Zijn neusvleugels spert hij open.

'Tuurlijk, ga je gang, meester, van mensen zoals jij kan ik wat leren.'

'Ik ken je, ook buiten het vak, en ik miste een beetje de echte Anne. Je humor, je scherpte. Ik weet dat je die hebt.' Hij refereert aan een avond, lang geleden, waarop we samen doorzakten na een uitzending waarin ik te gast was.

'Misschien wilde ik te graag serieus genomen worden. Ik kijk natuurlijk ook alles terug. Naar mijn idee kwamen we de laatste vier afleveringen wel op stoom. Toen heb ik zelfs grapjes gemaakt.'

'Kan het zijn... Ja, ik haat dit soort vragen, maar ik moet ze stellen, want het is inmiddels algemeen bekend... Kan het zijn dat je relatieproblemen er iets mee te maken hadden?'

'Jezus, dit soort dingen! Deze vragen worden altijd aan een vrouw gesteld, nooit aan een man!'

Ik glimlach dankbaar naar Halina. Ze geeft me de tijd.

'Wat Halina zegt. In de eerste plaats heb ik genoeg ervaring om mijn privéproblemen buiten mijn werk te houden. In de tweede plaats, ten tijde van de show had ik bij mijn weten geen privéproblemen.'
'Je was wel met ivf bezig. Dat lijkt me iets dat lang speelt en veel invloed heeft. Niet alleen op jezelf, maar ook op de relatie.'
'Jeetje, blijk ik toch bij *RTL Boulevard* te zitten!'
Halina schatert.
'Zal ik verdergaan met mijn sterkte-zwakteanalyse?'
Matthijs lacht ook. 'Maar dit is dus wat ik bedoel. Dat pittige. Heerlijk. Oké. Sterke punten.'
'Ik vind het sterk dat ik gasten had die je niet dagelijks op televisie zag. Ik denk dat wij, want mijn redactie was ook ijzersterk, heel veel nieuwe, interessante deskundigen gevonden hebben. Dus ik zou zeggen, profiteer ervan. Nodig ze uit.'
'Zal ik doen, zal ik doen. Laatste vraag: wat ga je nu doen? Ik neem aan dat de aanbiedingen je om de oren vliegen. En zo niet, dan zeker na deze uitzending.'
Ik kijk hem aan alsof ik hem het liefst zou bespringen. Ik weet dat de camera nu inzoomt. Sam kijkt.
'Ik ga rustig alle aanbiedingen bekijken en praten met wat mensen. Ik heb zelf ook nog wel wat ideeën. *I'll be back.* Dat kan ik je beloven.'
'Dank je wel, Anne Koster, en ik hoop dat je nog even blijft zitten bij onze volgende gast.'
Het is me in ieder geval gelukt Matthijs aan het blozen te krijgen.

Don is extatisch. '*Girl*, je was geweldig. Djiezus, ik zat peentjes te zweten met die Sammy recht in je gezichtsveld. Maar ik heb de echte Anne weer gezien.'

Hij heft zijn glas. Ik krijg het zoveelste in mijn handen gedrukt. Ik speur de ruimte af op zoek naar Sammy.

'Ik moet ervandoor, helaas, maar ik wilde nog zeggen dat we echt aan het *bonden* waren aan tafel.' Halina wurmt zich in een vest. 'Ik hoop zo dat je een nieuw programma krijgt. Met knallende kijkcijfers en zo. Ik kom zeker, hoor, als je me belt.'

We huggen.

'Ben je blij?' vraagt Matthijs in het voorbijgaan.

'Man,' antwoordt Don, 'we zijn dolblij. Jij?'

Ik krijg een bemoedigende aai over mijn rug. 'Je was op dreef, Anne. Goed om te zien dat het je niet heeft gebroken.' En hij loopt door, naar Mart die wat bokkig in een hoek staat met zijn jas over de arm.

'Ik wil roken, Don.'

'Yes. Ik ga met je mee.'

Buiten ruikt het naar september. We steken onze sigaretten op. Ik heb mijn glas meegesmokkeld.

'Je bent op de goede weg, Anne,' zegt Don.

'Ik geloof het ook,' lieg ik, mijn ogen op de deur gericht. Sammy kan ieder moment verschijnen. In gedachten zie ik een scheldpartij voor me, die eindigt met een gebroken glas in het fijne, eigenwijze gezichtje van Sammy. Don praat maar door over de toekomst, kansen en niet opgeven. Ik ga op de foto met gasten en knik vriendelijk en dankbaar bij ieder compliment. Het raakt me niet. Ik speel deze Anne volledig op de automatische piloot. Don belooft de fans dat ik binnen het halfjaar weer op tv te zien zal zijn. Een vrouw drukt me op het hart mijn kinderwens niet op te geven. Zij heeft haar prachtige zoon gekregen na zeven pogingen. Ook haar man ging ervandoor. Maar dankzij een lieve homovriend kwam de baby er toch.

'Hoor je dat, Don?' vraag ik lachend.

'Kind, als dat is wat je wilt, dan doen we dat. Zo ben ik.'

We knuffelen, omringd door mensen die stralen van opwinding dat ze bij dit toneelstukje mogen zijn.

'Mensen, ik neem deze schoonheid mee, bedankt allemaal voor jullie support,' zegt Don en hij legt zijn hand op mijn rug.

Ik zwaai en laat me voortduwen tot we bij mijn fiets zijn.

'Poppekontje, red je het vanaf hier? Ik kan je ook naar huis brengen.'

Ik schud mijn hoofd. Ik red me wel. Ik haal mijn fietssleutel uit mijn tas en geef Don een kus.

'Bel je me als er iets is? Whatever? Ik ben er voor je, hè? Ik sleep je hier doorheen. Niet in je eentje gaan zitten zuipen en gekke dingen doen...'

'Natuurlijk niet. Ik ga vroeg slapen en morgen bellen we.'

16

Ik fiets weg, wetend dat Don me bezorgd nastaart. Pas wanneer ik de Marnixstraat heb bereikt, voel ik zijn ogen niet meer in mijn rug. Ik sla af, de Lijnbaansgracht op en parkeer mijn fiets naast café Het Stoepje.
Ik ben hier al ruim een jaar niet meer geweest. Werk en hormoonbehandelingen hielden me tegen. Nu beide tot het verleden behoren, en ik geen zin heb in weer een lange eenzame avond, ga ik een broodje bal eten bij ome Wim, uitbater van dit bruine café waar ik zoveel avonden heb doorgebracht. Bij Wim ben ik niet de BN'er, hoef ik niet in discussie over het nieuws of *De Wereld Draait Door*, probeert niemand me haar pas uitgekomen boek, cd of opkomende theatertour aan te smeren en wil ook zeker niemand met me op de foto. Daar houden ze hier niet van, en ook niet van kouwe kak. Het heeft me maanden en bijna mijn lever gekost om te bewijzen dat ik een hart heb. We hebben hier alle voetbalwedstrijden van Oranje gekeken, meegezongen op de karaokeavond, ik heb Jägermeister uitgekotst in het keukentje van tante Dien en toen ik daarna gewoon weer een nieuw rondje bestelde, wisten ze het zeker: geen kouwe kak, maar een van hunnie. Nu ben ik gewoon de buurvrouw, al woon ik twee grachten verderop en ben ik een jaar weggebleven.

Wim ontvangt me met een stevige omarming, tante Dien zoent me en vraagt waar ik al die tijd was.

'Laat dat kind,' roept Wim met Jordanese tongval. 'Die heb genoeg aan d'r hoofd.' Hij tapt een fluitje voor me. 'Broodje bal zeker?'

Ik knik.

'We hebben je gemist, buurvrouw.'

'Ik jullie ook.' We proosten. Dien reikt me een sigaret aan. 'Mag dat nog steeds hier?' vraag ik.

'Tuurlijk. Ze kennen van mijn de klere krijgen. Anders kennen we de tent toch net zo goed dichtgooien?'

Naast me zit een grote kale man die ik hier nooit eerder heb gezien. Wim stelt hem voor als de Rooie. 'Vroeger dan hè, vroeger was-ie rood. Z'n haren bedoel ik dan, hè.' De mannen lachen.

'En de Body. Die ken je nog wel.'

De Body, vernoemd naar zijn spierbundels, draagt een strak zwart T-shirt met een doodskop in strassteentjes erop. We schudden elkaar de hand.

'Zo, schoonheid,' zegt de Body. 'Ik zag je net nog bij die lange op tv.' Een nieuw fluitje wordt getapt. De Body zet er een jonge jenever naast. 'Zo, die kan je wel gebruiken, denk ik.'

'Klopt,' antwoord ik.

'Hé, jongens, een beetje rustig aan met deze jongedame. Zij is een van ons, hè.'

'Weten we toch.'

'Ik vind je hier wel leuker dan op tv. Zo streng. Wel mooi, hoor. En met lief zijn zal je er wel niet komen.' De Rooie kijkt me smalend aan, met zijn bleekblauwe ogen. Hij doet me denken aan een Rus.

'En Rooie, wat doe jij voor de kost?'

De mannen barsten in lachen uit. 'Je gaat het niet geloven. Ik ben kapper.'

Tante Dien zit aan het andere eind van de bar met haar hoofd te wenken. Ik loop naar haar toe. Ze geeft me een borrelglaasje. 'Effe een tequilaatje.' Ik sla het achterover en huiver.

'Meid, dat die klootzak ervandoor is.' Ze rolt met haar ogen. Ik ook. Ze pakt mijn hand. 'Ik vind het zo erg. Ik dacht: die komt niet meer want ze is zwanger.'

Mijn kiezen boren zich in de binnenkant van mijn wang. 'Hij heeft een ander,' zeg ik.

Diens mond valt open. 'Toch niet zo'n heel jong kippetje?'

'Jawel.'

'Godverdomme, je zal ze toch. Maar ik ben eerlijk met je, ik vond het een lamlul.'

Ik kijk langs de bar en zie dat de drie mannen grijnzend meeluisteren.

'Ik zei het je,' roept Wim. 'Hij is niet goed. Hij heb geen ballen. Ik zei het je, Dien. Hoe vaak heb ik het niet gezegd?' Hij schuift een fluitje mijn kant op. 'Weet je wat het is, schat? De echte man, die bestaat niet meer. Die gasten van nu, met zo'n knot op hun harses en een decolleté tot hier,' – hij wijst naar zijn navel – 'dat zijn geen mannen. Dat zijn kinderen. Wat heb je eraan? Geen ene moer. Je ken er niet op bouwen, Anne. Als het echt wordt, peren ze 'm.'

Mijn ogen worden nat. Het zijn valse tranen. Ik voel me best goed, voor het eerst in weken. Alsof ik bij familie ben. En dat maakt me sentimenteel.

'Moppie toch.' Dien zet een nieuwe tequila voor me neer. Het is nog nooit iemand gelukt nuchter Het Stoepje te verlaten.

'Het goede nieuws is dat je weer op de markt bent,' zegt de Body.

Wim begint bulderend te lachen. 'Haal jij je maar niks in

je hoofd. Met die glimmertjes op je tieten. Je lijkt Gerard Joling wel.'

Er wordt weer bier getapt en Wim geeft me mijn broodje bal met extra mosterd. Het is de beste bal van Amsterdam. De mannen gaan door over wat het betekent om een echte man te zijn.

'In ieder geval niet met zo'n bakfiets vol bloemetjes door de stad fietsen,' roept de Rooie met een gezicht waar de walging van af te lezen is.

'Wat ik niet begrijp,' zegt Dien, 'wat moet zo'n jonge meid met zo'n ouwe gast? Daar begint toch alle ellende mee? Laat die kleuters van die kerels afblijven!'

'Zo, Dien, spreek je uit ervaring?'

'Het is nog erger,' voeg ik eraan toe, met halfvolle mond. De alcohol begint zijn aangename werk te doen. 'Ze was mijn stagiaire.' Alle vier staren ze me zwijgend aan. 'En weet je hoe ze heet? Sammy. Sam en Sammy. Ook nog eens.'

'Dat kan je niet verzinnen. Als iemand dat in een boek zou schrijven, zou je zeggen: dat geloof ik niet,' bromt Dien.

'Je weet het, hè, iemand die aan jou komt, komt aan mij,' zegt Wim terwijl hij woedend de tap oppoetst.

'En nu, nu ben ik mijn programma en mijn man kwijt, en heeft zij een baan bij *De Wereld Draait Door* terwijl ze mijn man neukt.'

Heerlijk is het om dit zo te kunnen zeggen. De Rooie en de Body staren in hun halflege glas bier. Dien reikt me een sigaret aan.

'Begrijp me goed,' begint Wim. 'Mannen hebben zo hun behoeftes. Als zo'n kind zich aanbiedt, dan is het gewoon moeilijk om nee te zeggen, weet je. Maar ik vind: duik erop, bouw een feestje, en daarna gauw weer terug naar huis. Waar moet je het over hebben met iemand die niet eens weet wie de Mounties zijn?'

'Wel met een rubbertje, trouwens,' voegt de Body eraan toe.

'Ja,' zegt de kapper. 'Als ze niet weet wie de Mounties zijn, altijd op safe gaan.'

We lachen.

'En als ze het wel weet, beetje smeerolie d'r bij.' De Rooie zwaait met zijn vinger.

Een nieuw blaadje Jägermeistershots komt langs. 'Goed voor je stem.'

Ik drink alles wat voorbijkomt.

De Body schuift dichterbij en legt zijn hand net boven mijn kont. 'Je weet toch, hè, dat je maar een seintje hoeft te geven?'

Ik kijk hem aan en schiet in de lach. 'Tuurlijk. Ik weet je te vinden.'

Zijn gezicht blijft bloedserieus. 'Zeg. Wat dacht jij dan? Ik heb het over die twee. Die twee vuile ratten. Jij bent familie van Wim...'

Mijn wangen koken. Ik leg mijn koele hand tegen mijn voorhoofd. 'Geen familie, hoor. Gewoon een buurvrouw.'

'Wij noemen dat familie. Je kunt verbonden zijn door bloed, maar ook door andere dingen. Liefde. Respect. Jij bent familie.'

Wim komt naar voren, zijn enorme buik geplet tegen het uiteinde van de bar. Ik neem een grote slok van het verse biertje dat hij voor me neerzet. 'Wat Body bedoelt... Als je wilt. Ik heb contacten. Die leren ze zo een lesje.'

Ik kan alleen maar stupide giechelen. 'Een lesje. Wat voor lesje dan?'

De Body haalt luidruchtig zijn neus op. 'Niks ergs of zo, hoor. We zetten ze even in de container. Om tot zichzelf te komen. Na drie dagen geen eten en drinken en in hun eigen poep rollen zingen ze wel een toontje lager.'

17

Ik probeer me om te draaien. Een helse pijn schiet door mijn hersenen. Ik open mijn ogen. Het is licht buiten. Mijn longen lijken te worden samengeknepen bij iedere ademhaling en mijn tong ligt als een uitgedroogde dooie muis in mijn mond. Ik laat een boer en ruik Jägermeister. Waarom heb ik het weer zover laten komen? Het zweet breekt me uit bij de gedachte aan afgelopen nacht. Ik weet dat ik bij *De Wereld Draait Door* heb gezeten. Zie de kop van Sammy weer voor me. Daarna oneindig veel drank in Het Stoepje. Er was een kapper. En de Body, met zijn glittershirt. Ik herinner me een drankje dat smaakte naar appeltaart. En iets ongemakkelijks. Ik kom er niet bij. In mijn hoofd hangt een dikke grijze mist die de laatste uren van de avond volledig bedekt. Hoe ben ik thuisgekomen?

Langzaam kom ik overeind. De kamer draait om me heen. Ik haal de wc in de badkamer net. Wat ik uitbraak ruikt naar bier en gehakt. Beneden hoor ik mijn telefoon gaan. De hele tijd. Als ik uitgespuugd ben, hijs ik mezelf omhoog en zie in de spiegel dat ik mijn make-up er niet heb afgehaald. Mijn haar staat rechtop van de haarlak. Ik zie eruit als een kaketoe. Ik trek mijn bh, mijn panty en mijn slipje uit en zet de douche aan. De telefoon blijft maar

rinkelen. Ik had hem op stil moeten zetten.
Onder het hete water poets ik mijn tanden en was mijn gezicht met zeep. Nu gaat ook de bel. Het kan niets goeds zijn. Ik scheer mijn oksels, mijn benen, mijn schaamstreek, mijn tenen en concentreer me op het mesje dat over mijn huid schraapt. De bel blijft gaan. 'Rot op,' mompel ik. 'Rot allemaal op.' Er is iets gebeurd vannacht, en ik heb geen idee wat. Iemand is boos op me. Ik weet hoe ik ben als ik me zo laat gaan. Ik heb ruzie gemaakt of seks met iemand gehad. Aan mijn kut te voelen is het geen seks geweest.

Ik trek net mijn joggingbroek aan als ik voetstappen hoor. Het is Sam. Het moet Sam zijn. Alleen hij heeft een sleutel. Mijn handen beginnen te trillen. Dat is het natuurlijk. Ik heb ruziegemaakt met hem, of met zijn kindbruid. Hij komt me de les lezen. Of er is iets gebeurd. Tussen hen. Hij is weg. Hij roept mijn naam een paar keer. Hij klinkt onzeker, nerveus. Niet boos. Ik antwoord. 'Kom eraan!' Brutaal eigenlijk, dat hij zomaar binnenkomt. Maar ook heerlijk. Zo verbonden voelt hij zich kennelijk nog met me. Dit is ook heel lang zijn huis geweest. Het kan niet anders dan dat hij het mist, daar in die kut-etage op de Da Costakade. En mij, misschien. Ik check mijn gezicht in de spiegel. Het is pafferig en mijn oogwit is lichtroze. Met wat foundation en mascara probeer ik de boel op te peppen, en dan loop ik naar beneden. Zo rustig mogelijk. Alsof hij hier nog woont. Alsof hij nog van me houdt. Een minuscuul flardje hoop geeft mijn hart een zetje.

'Ja, sorry,' begint hij. 'Je deed niet open, en ik wist zeker dat je thuis was. En ik werd ongerust...'

'Het is nog steeds jouw huis,' zeg ik terwijl hij een kus op mijn wang drukt. Hij ruikt naar sinaasappel. Fris, gezond, gelukkig. Ik ruik, vrees ik, naar drank en sigaretten. 'Koffie?'

'Ja, lekker.'

Hij gaat zitten in de stoel waar hij altijd zat, maar nu niet op de nonchalante, sexy manier van vroeger. Nu is hij licht gespannen op visite. Hoewel ik met mijn rug naar hem toe sta, weet ik dat. Ik ken hem. Zijn ellebogen op zijn knieën, handenwringend. Hij wil dit gesprek niet, en ik ook niet, al heb ik geen idee waar het over zal gaan. Veel goeds kan het niet zijn. Ik klop melk op in een pannetje.

'Je was goed, gister.'

'Dank je. Leuk dat je hebt gekeken.'

'Nou, eigenlijk zat ik in de zaal. Ik wist helemaal niet dat jij aan tafel zou zitten.'

Mijn adem stokt.

'Ja, ik ga wel vaker. Sammy ophalen. Het is altijd heel gezellig daar.'

Welja. '*Too much information*, Sam.' Ik giet de schuimige melk op de koffie en zet hem zijn cappuccino voor.

'Sorry,' zegt hij. Ik vouw mezelf in de stoel tegenover hem en kalmeer mijn handen aan het warme kopje.

'Maar ik kom hier dus...'

'Waar heb je haar ontmoet?' Ik heb al spijt voor het eruit is. Maar het gaat vanzelf. Ik heb zoveel vragen. 'En nu eerlijk. Geen leugens meer, het maakt me gek. Ik weet dat jullie elkaar al kenden voordat ze stage bij mij kwam lopen. Ja, ik heb je Facebook gelezen. En je mail. Dat krijg je als je het open laat staan op de iPad.'

'Anne, zou je niet eens ophouden met dat gestalk? Dat past toch totaal niet bij jou?'

'Sinds wanneer is het achterhalen van leugens stalken? Stalken is meer iets voor je nieuwe vriendin.'

Sam schiet verontwaardigd in de lach.

'Wat voor conclusie kan ik anders trekken? Ze ontmoet jou, wetende dat je een relatie met mij hebt. Zij gaat achter jou aan via Facebook en vervolgens solliciteert ze bij mij voor de stage. Ze maakt me zwart bij Jacques, waardoor mijn contract niet wordt verlengd. Als ik dan in *De Wereld Draait Door* zit om erover te praten, komt zij mijn eten brengen, gaat ze recht tegenover me zitten en nu hoor ik dat ze ook jou in de zaal heeft gezet. Zij is uit op mijn ondergang. En de enige die dat niet ziet ben jij.'

'Kom op, Anne, de enige die dat wél ziet ben jij. Je bent een beetje aan het doordraaien. En als je wilt dat ik eerlijk tegen je ben, kun je maar beter stoppen met die complottheorieën. Dat werkt niet bepaald stimulerend. Ik ben hier omdat ik open tegen je wil zijn. Ik wil vrienden met je blijven, want je bent een heel belangrijke persoon in mijn leven. Hoewel iedereen me adviseert om bij je uit de buurt te blijven, zit ik hier toch. Ik geef om je en je verdient eerlijke antwoorden. Maar dat kan alleen als je ophoudt met dat obsessieve gedoe.'

Ik drink mijn koffie en zwijg. Vrienden. Belangrijk. Hij geeft om me. Ik klamp me vast aan het ragdunne lijntje dat me wordt toegeworpen, al hoor ik ook het manipulatieve in zijn woorden. Ik wil de waarheid. Meer nog dan zijn liefde. Ik weet niet of dat is uit verlangen naar nog meer pijn, of omdat ik deel wil uitmaken van zijn leven.

'We hebben elkaar ontmoet op Burning Man.'

'Oké. Origineel.'

Sam en ik maakten niet vaak ruzie, maar wel toen hij aankondigde met zijn vrienden naar Burning Man te willen. We zaten in de beginfase van ons ivf-traject. Ik wist niet heel veel van dit festival in de woestijn van Nevada, behalve dat de mensen die ervan terugkwamen allemaal ineens ontslag namen, gingen scheiden of een open relatie wilden. Het stond op zijn bucketlist, zei hij. Ik had nog nooit van zijn bucketlist gehoord. Hij wilde weleens zien hoe het eraan toeging, zei hij, hoe mensen zich wisten te handhaven in deze experimentele samenleving waar je compleet jezelf mocht zijn en je je moest zien te redden met ruilhandel. Ik noemde het hét festival voor mannen met een midlifecrisis. En ik kreeg gelijk.

Sam staart naar de tafel. Zijn handen liggen op grijpafstand.

'We hebben nu al een paar keer zo gezeten. Steeds vroeg ik je om de waarheid, en iedere keer was die anders. Je moet nu echt ophouden met liegen. Alles is toch al kapot. Meer pijn dan ik de afgelopen weken heb gehad kun je me niet aandoen.'

'Wel,' mompelt Sam. Hij zit erbij alsof hij elk moment over zijn nek kan gaan. De aderen in mijn nek zwellen op en hoewel ik me een uur geleden nog heb voorgenomen nooit meer te roken, sta ik op om mijn sigaretten te zoeken. Als een gek graaf ik in mijn geheugen. Er is iets gebeurd. Vannacht. Verder kom ik niet.

'Daarom ben ik hier. Er is iets wat je moet weten. Ik wil het je zelf zeggen.'

Een lesje leren. Die woorden breken door de dikke mist in mijn hoofd.

'Wil je nog koffie?' Ik stel het uit. De waarheid. Ik weet helemaal niet of ik die nu aankan, hoewel ik er nog geen twee minuten geleden om bedelde. Na de waarheid is er geen weg terug, geen hoop, geen droom meer.

'Zoals ik al zei, jij bent nog steeds heel belangrijk voor me. Ik heb je hoog zitten, Anne, al denk je zelf nu misschien van niet.'

Hij heeft dit gesprek geoefend, met zijn hoog zitten en belangrijk.

'Ga even zitten, alsjeblieft.'

Ik vind mijn sigaretten onder de stapel kranten die ik tegenwoordig ongelezen aan de kant schuif en steek er een op.

'Ik zit.'

We ontwijken elkaars blik. Iedere keer als onze ogen elkaar vinden doet het pijn. 'Fuck, dit is moeilijk.'

'Is dit het moment waarop ik medelijden met jou moet hebben?' Ik wil niet zo scherp klinken, maar het gaat vanzelf.

'Nee,' zegt hij. 'Nee. Het is allemaal ontzettend kut. Vooral voor jou. Dat realiseer ik me dag en nacht. Ik kan dit nooit, nooit meer goedmaken. Ik weet dat ik het allemaal zo verschrikkelijk fout heb gedaan...'

Mijn hand gaat naar de zijne.

'Sam, ik hou van je. Dat is niet zomaar over omdat jij fouten hebt gemaakt.'

Onze vingers haken in elkaar. Zijn hoofd zinkt tussen zijn schouders.

'Sammy is zwanger,' zegt hij.

18

Ik weet het weer. Niet alles, een flard. Wim en de Body zouden haar wel een lesje leren. Haar meenemen, opsluiten in een container. Een paar daagjes rondwentelen in je eigen ontlasting en je zag de dingen ineens totaal anders. Natuurlijk hadden ze daar ervaring mee. Het was piepelen of gepiepeld worden. Pure overleving. In hun wereld maakten ze hun eigen regels. Ik hoefde maar een seintje te geven.

'Sammy is dus zwanger,' zegt Sam nog een keer en hij kijkt me bezorgd aan.

'Ja, ik heb het gehoord.'

Hij zucht en leunt achterover. Alsof zijn zware taak erop zit.

'Wil je ook een sapje?' Ik pak de bakjes met wortel en biet uit de ijskast. Een appel van de fruitschaal. Na alles zorgvuldig gewassen te hebben gooi ik het in de juicer.

'Anne, je doet raar.'

'O, haha, nu ben ik degene die raar doet.' Ik zet twee glazen paars sap op tafel. 'Ik zorg goed voor mezelf. Vitamines.'

'Ga gewoon even zitten.'

Tegenover hem zitten is wel het laatste wat ik wil. In zijn ogen het medelijden zien, en de blijheid. 'Ik ga hier staan,

bij de afzuigkap, en een sigaret roken, met jouw permissie.'
'In het kader van goed voor jezelf zorgen.'
Ik voel me de kip waarvan de kop er zojuist is afgerukt en die nog een paar seconden gechoqueerd rondrent voordat haar hart het begeeft.
'Je moet weten dat dit niet de bedoeling was. We zijn er eergisteren achter gekomen, maar het is al te laat voor een abortus. We hadden geen idee, echt niet.'
Ik wil heel ver terug in de tijd. Toen het nog mijn leven was, en niet dat van Sammy Hofstee.
'Geef mij er ook maar een.'
'Wat?'
'Een sigaret.'
Dit is typisch Sam. Hij heeft geen ruggengraat en denkt dat het mij troost als hij meegaat in mijn slechte gewoontes.
'Ik denk dat ik ook een glas wijn moet,' zeg ik.
'Oké. Ik ook. Ga zitten. Ik pak het wel.'
Sam legt een beverige hand op mijn schouder. We zwijgen terwijl hij de ijskast opent, een fles pakt en de witte wijn in twee glazen schenkt. Hoe heeft dit alles kunnen gebeuren? Ik vraag me af op welk punt het definitief is misgegaan, waar ik de afslag gemist heb. Ik had mee moeten gaan naar Burning Man. Meer naar hem moeten kijken en luisteren. Heeft hij ergens onderweg aan de bel getrokken? Ik kan het me niet herinneren.
Achter me hoor ik Sam snikken. 'Ik vind het zo erg voor je, Anne.'
Zijn gesnotter irriteert me. Ik ben hier degene met het alleenrecht op tranen. Dit verhaal moet over mij gaan, niet over hem, over wat een lieve man hij toch is, omdat hij het allemaal zo erg vindt.
'Je weet toch dat ik altijd van je zal blijven houden? Dat

jij mijn grote liefde bent? Het is allemaal anders gelopen, maar dat heeft niets veranderd aan mijn gevoel.'

Ik neem een flinke slok wijn. Die komt hard aan op de nuchtere, katerige maag. 'Sam, bespaar me die mooipraterij alsjeblieft. Wat jij me hebt geflikt, dat zou ik mijn ergste vijand nog niet aandoen. Dat heeft niets met liefde te maken. Of kom je soms vertellen dat je me terug wilt?' Ik draai me om en kijk omhoog, recht in zijn betraande ogen.

Hij staart me met stomheid geslagen aan.

'Ik ben toch je grote liefde? Voor altijd? Nou, mijn liefde voor jou is ook zo groot dat ik het je allemaal vergeef. Kom terug, Sam. We lossen het op. We zorgen voor jullie kindje. Zo doe je dat met grote liefdes. Je vergeeft, je accepteert, je maakt keuzes en lost het op.'

Sam wrijft nerveus over zijn beginnersbaardje. Hij begint te lachen. 'Ik zie wat je doet. Maar het lijkt me geen goed idee. Ik heb afstand en ruimte nodig. Ik wou dat ik het kon, Anne, echt.'

Ik sta zo woest op dat de stoel omvalt. Sam deinst achteruit van schrik. De stoel interesseert me geen reet. Het liefst zou ik hem helemaal aan gort trappen. Ik zwaai met mijn vinger naar zijn gezicht. 'Dat geouwehoer van jou. Al die woorden. Blablablablablabla. Het betekent niets voor je. Je weet niet eens wat het is, houden van. Ik wil van jou nooit meer horen dat ik je grote liefde ben. Echt, de volgende keer sla ik je recht op je smoel.'

'Rustig, Anne, please. Ik wil geen ruzie. Please.' Hij strekt zijn armen naar me uit, die ik wegduw omdat het gebaar me nog razender maakt.

Dan grijp ik naar de theepot op tafel en slinger die naar zijn hoofd. Ik maai in één beweging het vuile serviesgoed van het aanrecht, terwijl Sam angstig om me heen danst en me voorzichtig tot kalmte probeert te manen. Ik wil niet kalm worden. Ik ben woedend. Ik gooi mijn glas wijn tegen de muur en daarna het zijne. Ik pak boeken, kranten, de bloemenvaas, alles wat binnen handbereik is, tot ineens al mijn agressie wegvloeit en de tranen komen. Sam stamelt alleen maar 'Jezus, An, jezus,' en raapt, ineengedoken als een bang hondje, voorzichtig de scherven op.

Stilletjes ruimen we samen op, alsof het de normaalste zaak van de wereld is wat er zojuist is gebeurd, en wanneer de bel gaat besluiten we zonder er een woord aan vuil te maken niet open te doen.

'Wat ga je doen?' vraag ik. Ik lig op de bank, met een deken om mijn benen. Hij vindt dat ik in therapie moet.

'Ik moet zo gaan, vrees ik. Maar ik wil je niet alleen laten, dus wie zal ik bellen?'

'Ik bedoel, wat ga je doen met Sammy? En de baby?'

'Mijn verantwoordelijkheid nemen,' antwoordt hij. Hij komt naast me zitten met zijn telefoon in de hand.

'En wat moet ik nu doen?' Ik kruip tegen hem aan en leg mijn hoofd in zijn schoot.

Sam streelt door mijn haar. 'Je hebt allemaal hele lieve, mooie mensen om je heen. Je hebt het helemaal voor mekaar, Anne. Je bent sterk. Ik weet dat jij je redt.'

Je bent zo sterk. Ik hoor het al mijn hele leven. Hier, liggend in zijn schoot, de geur van zijn lichaam zo dichtbij, lijkt het waar. Ik ben zo sterk als een beer, wanneer ik niet alleen ben. Ik schuif mijn hand onder zijn trui en klauw naar de warmte van zijn huid. Sam blijft met mijn haar spelen. Ik betast zijn onderrug, zijn billen en ik duw me omhoog, breng mijn mond naar zijn mond, en we kussen voorzichtig, verdrietig en enigszins aarzelend.

'Laat me alsjeblieft nog één keer je pik voelen,' fluister ik en hij antwoordt 'vooruit dan maar', want hij is zwak, zoals mannen zijn als het aankomt op vrouwen die zich opdringen.

Als hij bij me binnendringt, vraag ik me af hoe vaak hij is vreemdgegaan, gezien het feit dat dit zo gemakkelijk gaat. We neuken niet heftig deze keer, maar lief en zachtjes, troostrijk, en ik weet zeker dat hij zichzelf ervan heeft overtuigd dat hij dit alleen maar doet om mij te helpen. Hij kon niet anders, zal hij tegen Sammy zeggen, mocht zij er ooit achter komen. Ik lik zijn hals en zet mijn lippen op de tere huid. Hij heeft het niet eens door. Zacht kreunend komt hij klaar en nadat we nog even tegen elkaar aan hebben gelegen, loopt hij naar het toilet om zijn pik te wassen. Vlak boven zijn sleutelbeen zit een grote paarse zuigzoen.

19

Op het volle terras aan de Willemsparkweg zit mijn moeder, verscholen achter een grote zwarte zonnebril, tas op schoot, tussen Amsterdam-Zuid-meisjes met veel haar die druk bezig zijn met hun telefoon. Ze belde me een uur geleden, zei dat ze toevallig in Amsterdam was en vroeg of ik tijd had voor koffie.

Ik wurm me tussen de mensen door en negeer het gefluister. 'Dat is... je weet wel. Die presentatrice. Van die show. Niet kijken, niet kijken.'

Een man veert op en vraagt of ik met hem op de foto wil. Voor zijn vrouw. Zij is groot fan. 'In het echt bent u veel mooier.'

Ik laat hem een arm om mijn schouders slaan en lach naar zijn camera. Vanuit mijn ooghoek zie ik hoe mijn moeder straalt. Ik heb gezegd dat we ook bij mij thuis konden gaan zitten. 'Ik wil ook weleens met je pronken,' was haar antwoord.

De man begint te vertellen over de openhartoperatie die hij een maand geleden heeft ondergaan. Ik doe alsof ik luister en leg een hand op zijn schouder. 'Maar u heeft het ook niet makkelijk,' zegt hij.

Ik wens hem sterkte met zijn herstel en zeg dat ik nu toch

echt naar mijn moeder moet, die achter hem op me zit te wachten. Hij draait zich om en schudt haar de hand. Ik installeer me op de stoel naast haar en geef haar een kus. De man begint het hele verhaal opnieuw te vertellen. Als hij eindelijk weggaat valt er een stilte om ons heen. Iedereen wil genieten van de realitysoap die zich hier op het terras afspeelt.

'Hoe is het met je, lieverd? Red je het een beetje?' vraagt mijn moeder terwijl ze het schuim van haar cappuccino lepelt. Ze lijkt te genieten van het publiek.

'Ja, hoor.' Ik glimlach. Mijn lijf schiet in de volautomatische maak-je-niet-ongerustmodus. Ik zit rechter, lach een stralendere lach.

'Je bent zo afgevallen...'

'Ja, zo'n break-up is heel goed voor de lijn.'

De Amsterdam-Zuid-meisjes giechelen.

'Je moet wel wat eten, hoor. Neem een gebakje.'

Ze wenkt de serveerster en we bestellen koffie. 'En twee appelpunten. Met slagroom.' Dat is mijn moeders oplossing en troost voor alles.

Ik luister naar de verhalen over haar vriendinnen met wie ze nu naar pilates gaat ('zou jij ook moeten doen'), een voorgenomen tripje naar Antwerpen met mijn tante en de vorderingen die mijn neefje Ricky op school maakt.

'Ik ben blij,' zeg ik, 'dat je zo'n actief leven leidt.' En dat is waar. Mijn moeder haalt meer uit haar leven dan ik. Zij is niet ingestort na de dood van mijn vader, integendeel. Het leek wel alsof ze opgelucht was en gelukkiger werd door de ruimte die er ineens ontstond. Helaas nam mijn zus met haar verslaving deze ruimte onmiddellijk in beslag.

'Sophie wil je ook heel graag weer eens zien,' zegt mijn moeder aarzelend, terwijl ze met haar vork de harde korst

van de appelpunt probeert te breken.
'Nou, ze weet waar ik woon,' antwoord ik bits. Ik wil zo niet zijn. Het gaat vanzelf.
'Het is voor haar natuurlijk niet zo makkelijk om eventjes op en neer naar Amsterdam te gaan.'
'Weet ik.'
Mijn moeder pakt een zakdoekje uit haar tas en veegt ermee over haar wang.
'Ach, mam.' Ik wrijf over haar schouder en verbaas me over mijn eigen kilheid. Het hoort niet, zo boos te zijn op de enige mensen die echt van me houden.
'Marjan zegt dat we misschien eens iets van familiecounseling moeten doen,' zegt mijn moeder met een bibberig stemmetje. Marjan is haar overbuurvrouw en beste vriendin. Mijn haren gaan al rechtovereind staan bij het idee.
Ik kijk om me heen. De mensen praten weer met elkaar.
'Als jij dat wilt, mam, dan doen we dat.'
'We zijn geen eenheid meer.'
'Maar Sophie en ik zijn volwassen. We hebben ons eigen leven nu.'
'Jullie zijn allebei ongelukkig. Weet je hoe afschuwelijk dat is voor een moeder?'
Ik pak een bierviltje van tafel en breek het in kleine stukjes.
'Af en toe ongelukkig zijn hoort nu eenmaal bij het leven,' zeg ik. 'En om eerlijk te zijn, mam, dit gaat niet over jou. Dit gaat over mij en Sophie. Wij moeten dat oplossen, niet jij.'
Mijn moeder zucht. 'Ik denk dat we er gewoon eens over moeten praten. Dat kan nu je vader er niet meer is. Ik wil dat graag, ja. Voordat ik er ook niet meer ben.'
Traag pak ik het schoteltje waarop mijn appelpunt ligt. De misselijkheid lijkt zich permanent rond mijn midden-

rif gesetteld te hebben. Ik wil geen hap nemen, ik wil tijd om een antwoord te verzinnen.
'Mam, je bent net zestig. Je bent er nog wel een tijdje.'
'Het loopt als een rode draad door jullie leven,' stamelt ze voor zich uit.
'Wat precies?'
'Sophie heeft haar verslavingen. Jij kiest de ene foute man na de andere.'
Ik zet het schoteltje weer op tafel. Ik kan beter een sigaret opsteken. 'Dat valt ook wel weer mee, mam.' Ik vraag me af waarom ik het voor haar probeer te verzachten. Waarom ik haar na al die jaren van verraad en lafhartigheid nog steeds in bescherming neem.
'Hij viel niet mee, je vader.'
Mijn keel begint pijnlijk te bonzen. Ik voel de aandrang een liedje te gaan zingen, zoals ik vroeger deed. 'Mam, ik meen het. Ik wil hier niet over praten. Niet nu. Niet hier.'
'Het moet, Anne. Het zou Sophie ook zo helpen.'
Ik zwaai naar de serveerster. Ze komt aangesneld. Bekend zijn heeft soms zijn kleine voordelen. 'Mag ik een glas witte wijn?'
'En ik ook?' Mijn moeder drinkt nooit wijn. Het onmatige alcoholgebruik van mijn vader leek haar voor altijd genezen te hebben.
'Waarom moet eigenlijk altijd alles voor Sophie?'
Mijn moeder zet haar zonnebril af. Haar felblauwe ogen staan waterig. 'Zij heeft er het meest onder geleden. Jij kon hem aan. Jij was al wat ouder toen het begon. En jij was zijn lieveling. Jij ging naar het gymnasium.'
'Is het niet zo dat jij er het meest onder geleden hebt?'
Ze schudt zachtjes haar hoofd. Niet ontkennend, maar nerveus. 'Ik heb van hem gehouden. En ik dacht dat ik er goed aan deed het gezin intact te houden. Weggaan deed je

niet zomaar in die tijd. En wie weet hoe verschrikkelijk het allemaal was gelopen als ik hem had verlaten.'

'Waarom nu, mam? Waarom godverdomme nu ineens? Of nu pas.' Mijn moeder krimpt ineen. Ik heb zin om weg te rennen. Ik heb dat gedaan, destijds. Ver weg van mijn familie. En het leek of zij zich daarbij neergelegd hadden.

Ik herinner me dat ze de radio harder zette als zij in de keuken bezig was en papa in de woonkamer ineens vanuit het niets losbarstte in een van zijn tirades. Dat ik hem een kusje moest gaan brengen, nadat hij een ravage had aangericht en woedend was weggelopen. 'Die arme man,' zei ze dan. 'Zit hij daar helemaal alleen.' Ze stuurde mij, zijn lievelingetje, naar de kroeg in het dorp. Waar hij natuurlijk helemaal niet alleen zat. Zo manipulatief was ze, mijn moeder. Want ze wist het. 'Pap, kom je mee naar huis? We zijn niet meer boos,' zei ik dan. Tegen zoveel schattigheid kon hij niet op, en de vrouw die naast hem zat ook niet.

'Ik weet het, kind. Iedereen wil wat van je. En nu kom ik ook nog eens. Ik had er niet over moeten beginnen.' Dit is mijn moeder. Ze plant een zaadje en schiet vervolgens in de verontschuldiging.

Ik graai in mijn tas naar mijn fietssleutels. 'Ik vrees dat ik ervandoor moet, mam. Ik beloof dat ik erover na zal denken. Over die familiecounseling. Laat mij afrekenen.' Ik sta op en loop naar binnen. Aan de bar vraag ik de rekening.

'Wat een eer dat u voor ons terras heeft gekozen,' zegt de barkeeper. 'Ik zag dat u de appelpunt niet hebt opgegeten. Was-ie niet goed?'

'Hij was heerlijk,' antwoord ik met een stralende lach. 'Maar mijn maag is een beetje van streek.'

20

Ik stap in bed en rol me op als een hondje. Mijn moeder had het niet moeten doen. Mijn vader erbij halen. Niet nu. Ik had het zo goed verstopt. Mijn oogleden trillen. Ik moet slapen. Morgenochtend is vast alles anders.

Mijn zus heb ik achtergelaten bij die gekken. Ik heb haar van me afgeschud, samen met die plek, met mijn vader en moeder, samen met het schuldgevoel en de angst. Nu ben ik de persoon die is verwijderd. De ene na de andere foute man, zei mijn moeder. En ze heeft natuurlijk gelijk. Ik greep mijn kans om uit Heiloo te ontsnappen toen ik tijdens mijn studie journalistiek iets kreeg met een twintig jaar oudere oorlogsverslaggever, die een gastcollege Buitenland gaf. Mijn vader, zwaar teleurgesteld in me omdat ik geen medicijnen of rechten ging studeren maar koos voor dit in zijn ogen kansloze vak, wilde me niet meer zien. De oorlogsverslaggever verliet immers zijn vrouw en kinderen voor mij en dat was in zijn ogen volstrekt immoreel. Dat hij er zelf al jaren allerlei minnaressen op na hield deed er niet toe. Vreemdgaan oké, maar je gezin verlaten, dat doe je niet. Had hij het maar gedaan. 'Wacht maar,' zei hij. 'Zoals je eraan komt, kom je er ook weer af. En dan hoef je niet thuis te komen janken.'

Hij kreeg gelijk, maar thuis janken heb ik niet gedaan. Janken deed ik bij Jeroen, een medestudent bij wie ik terechtkon totdat ik zijn geblow en depressies zat was en Casper ontmoette, een rechercheur bij de narcoticabrigade die het grappig vond om in bed met zijn wapen te spelen. Gedurende al deze gecompliceerde relaties werkte ik gestaag door aan mijn studie, mijn stage en daarna mijn carrière bij de televisie. Al mijn vriendjes vonden mijn ambities en werklust irritant, allemaal probeerden ze die te ondermijnen en steeds weer ontsnapte ik aan de machtsstrijd, om die met de volgende weer aan te gaan. Het zal inderdaad met mijn vader te maken hebben.

Sam leek de eerste normale man. Leek. Nu realiseer ik me dat ik met hem dezelfde strijd voerde, alleen andersom. Ik was de persoon aan wie hij zich vastklampte. De oudere, wijzere, rijkere. Ik was de liefde van zijn leven, zo voelde het. Voor het eerst een relatie zonder gevecht en zonder voorbehoud. Maar het was anders. Eindelijk zat ik aan de goede kant van de macht. Het is zo logisch dat dit is gebeurd. Sam moest me wel verlaten.

Ik kom overeind. Dit inzicht geeft me ineens lucht. Het is afschuwelijk dat hij weg is, dat ik geen kind zal krijgen en hij wel, maar ik realiseer me nu dat wij elkaar niet toebehoorden. De manier waarop hij het heeft aangepakt verdient geen schoonheidsprijs, maar welk einde wel? Mijn moeder had gelijk, hoe irritant het ook is om dat toe te geven. Ik koos voor de ene foute man na de andere. Keer op keer ging ik het gevecht met mijn vader aan, een gevecht dat ik nooit zou winnen. En nu ik dit weet en voel realiseer ik me ook dat alles anders moet. Niet meer vallen op een man die de vechtlust in me aanwakkert. Sowieso maar even geen man meer. Sinds mijn puberteit heb ik relaties gehad. Ik weet niet eens wie ik ben zonder man in mijn le-

ven. Het wordt tijd dat ik dat ga ontdekken.
Hyper stap ik uit bed. Het liefst zou ik nu Sam bellen. Ik doe het niet. Ik laat hem met rust.

De keuken is een puinhoop. De tafel staat vol vuile glazen en borden, een uitpuilende asbak onder de afzuigkap. Het stinkt naar rook en vieze vaat en het is tijd om alles op te ruimen. Ik zet de radio aan, gooi de deuren open, pak een emmer en laat die vollopen met heet water en een scheut allesreiniger. De glazen en borden gaan in de vaatwasser, de stoelen op tafel. Ik dweil driftig en met hernieuwde levenszin. Ik ga stoppen met roken en drinken. Drie keer per week sporten en samen met Don op zoek naar een nieuw programma. Misschien dat ik zelf een format bedenk. Morgen bel ik mijn zus. Ik moet haar opzoeken. En iets leuks doen met Ricky. Ik moet een cadeautje kopen voor zijn verjaardag.

Ik schrik me het lazarus als ik ineens een stem achter me hoor.
'Ben je manisch of zo?' Jazz staart me met opgetrokken wenkbrauwen aan.
'Hoe kom jij binnen?'
'Je voordeur staat open.'
We geven elkaar een kus op de wang en een hug. Dat heb ik van Jazz geleerd. Drie zoenen is uit. Ik probeer me te herinneren hoe ik thuisgekomen ben. Ik heb mijn deur opengemaakt, de krant van de mat gepakt, mijn sleutels in het bakje op de plank in de hal gelegd en ben direct naar boven gelopen. Ik sluit de deur altijd af.
'De krant lag ertussen,' zegt Jazz en ze legt hem op mijn keukentafel.
Vreemd. Nogmaals ga ik mijn gangen na. Deur open,

krant oppakken, sleutels in het bakje, naar boven. Misschien is Sam hier geweest. Heeft hij iets opgehaald, of teruggebracht. Hoewel ik me geen enkel geluid herinner. Waarschijnlijk was ik met mijn gedachten zo ver weg dat ik de deur heb opengelaten.

'Anyway,' zegt Jazz terwijl ze op de bank neerploft, 'wat de fok ben je allemaal aan het doen?'

'Mijn leven weer aan het oppakken.'

'Dat is een mooi ding. Mijn moeder ook.'

'Is het weer zover?'

Jazz knikt. 'Tweede date. Hij komt eten. Dat mens leert het nooit.'

Ik dweil driftig door.

'Weet je hoe ze zichzelf nu noemt?'

'Nou?'

'Een *happy single*. Ze zegt dat ze niet meer op zoek is. Tinder doet ze alleen maar voor de lol. Geloof jij het?' Ze haalt een pakje shag uit de zak van haar vest en begint een joint te draaien.

Ik wring de mop uit. Het water ziet inmiddels zwart. 'Moet jij niet eens een vriendje?' vraag ik. 'Op jouw leeftijd... ik had altijd verkering.'

'Dat zegt mijn moeder ook. Hoe is het hier verder?'

'Het gaat goed,' zeg ik hijgend.

'Ik zag je bij *De Wereld Draait Door*. Tof, hoor. Echt. Je *nailde* het.' Jazz steekt de joint aan. Ik vraag me af of ik er iets van moet zeggen en besluit het niet te doen.

'Dank je wel.'

'Wil je?'

'Nee, dank je,' zeg ik. 'Ik ga thee zetten.'

'Thee,' zegt Jazz lachend.

Ik zet de mop terug in de gangkast, gooi de emmer leeg en vul de theepot met heet water. Ik zou liever een wijntje nemen. Op mijn telefoon zie ik dat ik drie oproepen van Don heb gemist. 'Sorry, ik moet Don even terugbellen, Jazz.'

Ze haalt haar schouders op. Ze is hier niet voor een kletspraatje. Ze is hier omdat ze niet thuis kan zijn.

'Jezus, Anne, waarom neem je nooit je telefoon op,' begint Don meteen. Zijn stem klinkt gestrest.

'Sorry. Ik was met mijn moeder lunchen. Ik had hem op stil gezet. Mijn moeder is hier niet elke dag, zoals je weet.'

'Oké, luister. Ik heb jullie statement klaarliggen, maar de klootzakken hebben al een foto van Sam en Sammy. *Boulevard* belde voor een interviewtje.'

'Het is toch zaterdag vandaag?'

'Ja, het is voor maandag. Nu hebben we nog de tijd om iets te bedenken.'

'Ik hoef niets te bedenken. Ik ga geen interview geven.'

'Weet je het zeker? Dat statement is ineens hopeloos achterhaald.'

'Wat voor foto hebben ze?' Aan de andere kant van de lijn hoor ik hem zuchten.

'Ik mail je hem zo. Het is een hele serie. Samen op de fiets, een kus op het terras, Sam die met zijn eigen sleutel haar voordeur opent...'

Een vlaag van walging slaat door me heen. 'Sam moet hier maar op reageren. Ik blijf bij mijn verklaring.'

'Ik krijg hem niet te pakken. Dat kleine kreng heeft natuurlijk wel al gereageerd.'

'Wat zegt ze?'

'Dat willen ze niet zeggen. Alleen dat ze een reactie van Sammy hebben.'

Ik ben er stil van. Jazz maakt *kill*-gebaren vanaf de bank.

'Ik ga dit achter me laten, Don. Zeg maar dat Sam en ik als vrienden uit elkaar gegaan zijn en dat ik hem al het geluk gun dat ik hem niet kon geven.'

'Mooi, zo klink je echt als een heilige. Kut, Anne, ik kan er niet tegen achter de feiten aan te lopen. Dit gaat met je aan de haal. We moeten de *control* terugnemen.'

'Regel maar een nieuw programma.'

'*Sure*. Er ligt wel iets, maar dat is internet. Dat wil je niet, hè?'

'Nope.'

'Het komt goed. Maandag praat ik met een formatgast, ik heb wat leuke dingen liggen naar aanleiding van *De Wereld Draait Door...*'

'Maandag praten we verder.'

'Yep. En voor nu: kijk maar niet op *Telegraaf.nl*.'

Jazz heeft het al gevonden. VRIEND ANNE KOSTER VINDT NIEUW GELUK. De wazige foto toont een mooi stel dat straalt van verliefdheid. Sam heeft zijn haar in een knot, de aansteller.

'Snap je nu waarom ik geen verkering wil?' zegt Jazz boos. 'Dit soort gekloot. Dat wil je toch niet? Het eindigt altijd met pijn en ellende.'

'Niet altijd, Jazz, er zijn ook mensen die een leven lang gelukkig blijven met elkaar. En soms is de liefde alle pijn en ellende waard.' Ik pak een glas, loop naar de ijskast en schenk voor haar en mezelf een glas wijn in. De goede voornemens kunnen wachten. Het is onmogelijk me hier nuchter doorheen te slaan.

'Geloof je het zelf?'

'Nee.' Ik grinnik cynisch. 'Nu even niet. Maar ik wil het wel geloven.'

'Echt eerlijk, hè. Heb jij het ooit meegemaakt? Ken je

mensen die een leven lang gelukkig met elkaar zijn? Ik niet namelijk.'

'Een leven lang is misschien wat veel gevraagd, maar een lange periode... Ja. Ik ben met Sam zeker een paar jaar heel gelukkig geweest.'

We nemen een slok. Ik vraag me af of ik aan deze relatie was begonnen als ik van tevoren had geweten hoe die zou eindigen. En daarna of ik het ergens had kunnen voorkomen. Hoe vaak Sam ook blijft beweren dat ik zijn grote liefde was, hij bleek wel in staat die grote liefde te bedriegen.

'En nu gun je hem ineens het geluk dat jij hem niet hebt kunnen geven?'

'Ik zal wel moeten. Sammy is zwanger.'

'*Oh my God*. Shit, Anne. Dat kind weet haar kaarten wel te spelen.'

'Nu wil ik toch wel een hijsje, geloof ik.'

Jazz neemt de joint uit de asbak, steekt hem weer aan en geeft hem aan mij.

Ik inhaleer krachtig, terugverlangend naar de rust en de overgave die ik vanmiddag voelde.

21

Ik droomde dat ze een baby op mijn buik legden, nat van het bloed en het vruchtwater. Toen ik het kindje wilde aanraken was het weg. Een golf van paniek sloeg door me heen en ik wilde opstaan, wegrennen, zoeken naar mijn kind. De arts zei 'Mevrouw, u kunt niet alles hebben', en snoerde me vast aan het ziekenhuisbed. Ik rook een vreemde schroeilucht en ik zonk weg, de dood in, zo leek het. Ik viel en ik viel en ik viel, tot nu. Ik open mijn ogen en verzeker me ervan dat ik thuis ben. Ik kijk om me heen en zie in de schemer de stoelen staan. 'Alles is normaal,' fluister ik tegen mezelf. Mijn maag pulseert hevig, en ik braak de zure inhoud ervan uit over mijn mooie witte berber.

Er staan meerdere flessen op de keukentafel. Hebben Jazz en ik die allemaal leeggezopen? Een volle asbak, en in mijn kunststof bijzettafel zit een brandgat. Dat verklaart de chemische schroeilucht. Rodewijnvlekken op mijn vloer. Ik heb gedanst, geloof ik. Jazz had al haar vrienden gebeld. Vanavond hoeven we niet in het park te hangen, jongens, feestje bij mijn buuf. Ze kwamen allemaal. *We gaan plezier maken, Anne.* Ik heb geloof ik zelfs gezoend met Jazz' beste vriend, een puber van nog geen twintig. Ik herinner me zijn ruwe, harde tong en zijn magere lijf. Het sloeg nergens op.

Ik drink een groot glas water en gooi de lege flessen in een vuilniszak. We hebben nog selfies lopen maken. Iets met middelvingers. Nerveus ga ik op zoek naar mijn telefoon, die naast de speaker blijkt te liggen. Het laatste nummer dat we blijkbaar hebben gedraaid was van Fresku, het toepasselijke 'Nieuwe dag'. Er zijn ook twee appjes. *Kan die teringherrie uit?* van de bovenbuurman. Verzonden om halftwee. En een van Jazz. *Haha, die Tjebbe, die is helemaal onder de indruk. Hahaha.* Tjebbe, Jazz, zo heten ze tegenwoordig.

Het lijkt wel *Groundhog Day*. Opnieuw sta ik met een kater mijn vloer te dweilen. Ik moet weg uit deze spiraal van zelfmedelijden afgewisseld met drankgelagen. 'Verdomme,' scheld ik hardop tegen mezelf. 'Stom wijf. Waar ben je mee bezig?'

De bel gaat. Ook dat nog. Ik kijk op het schermpje en daar staat Sammy. Haar handen onder haar oksels geklemd. Ze kijkt woest in de camera. Ik doe niet open en loop terug naar de keuken.

Ze blijft bellen. Laat haar weggaan.

Ik zet de bel uit.

Ze begint op mijn raam te bonzen.

Ik wil niet dat ze me zo ziet. 'Wat is er?' vraag ik in het microfoontje.

'Is Sam bij jou?'

'Nee, natuurlijk niet.'

'Wél, hij moet hier zijn.'

Even heb ik zin om te liegen. Ja, hij ligt boven, heerlijk te slapen, laat ons met rust.

'Wil je opendoen? Anders ga ik naar de politie.'

De politie. Hoezo?

'Sam is verdwenen, Anne. Kom op. Doe nou open.'

Eenmaal binnen kijkt ze onderzoekend om zich heen. Ik ontwijk haar blik uit schaamte. Schaamte voor de puinhoop, mijn verpieterde hoofd, mijn rimpels en wallen, het aftandse, vaalzwarte joggingpak dat ik aanheb.

'Ik weet niet waar Sam is,' zeg ik. 'Hier in ieder geval niet.'

Sammy pakt een stoel en gaat zitten. 'De laatste keer dat ik hem zag ging hij naar jou. Om je te vertellen over... Ik neem aan dat je het weet.'

Ik steek mijn haar op en doe er een elastiekje omheen. Dat voelt beter. 'Ja,' zeg ik.

'Dat moet hard aangekomen zijn.' Ze frummelt aan een leeg sigarettendoosje.

'Ik heb je niet binnengelaten om het daar nog een keer uitgebreid over te hebben.' Ik doe een capsule in het Nespresso-apparaat. 'Jij ook?'

Ze schudt haar hoofd. Zonder naar haar te kijken ben ik me bewust van haar jeugd, haar frisheid, de quasinonchalant blote schouder.

'Hij is weg sinds hij hierheen is gegaan.'

'Hij is hier geweest, en hij is weer vertrokken nadat hij zijn zegje had gedaan. Hij was wel wat van slag, maar dat lijkt me niet meer dan normaal.' Ik voel dat ik rood word. Waarom zeg ik niet dat we geneukt hebben? Waarom zou ik haar sparen?

'God, Anne, heb jij enig idee waar hij zou kunnen zijn?'

Die toon. Alsof we vriendinnen zijn. Ik draai me om. Haar hoofd hangt tussen haar schouders.

'Nee,' zeg ik bits.

'Liep hij bij jou ook weleens weg?'

'Nee. Ja, één keer. Met jou.'

Haar blik blijft rusten op het dressoir vol foto's van mij en Sam in betere tijden.

'Ik ben hier niet voor de grap, Anne. Ik zou hier ook liever niet zitten. Maar ik maak me echt zorgen. Dit is niets voor hem.'

Nu is ze ineens expert op het gebied van Sam. Mijn Sam. Die ik al vijf jaar ken als mijn broekzak.

'O, nou, ik vind het typisch iets voor hem. Hij is in paniek geraakt. Zoveel is hij niet gewend. En nu heeft hij zich enorm in de nesten gewerkt. Die zit gewoon ergens bij te komen en na te denken over wat hij moet doen. Heb je zijn vrienden gebeld? Zijn ouders? Ben je langs zijn kantoor geweest?'

'Wat denk je? Natuurlijk heb ik dat gedaan.'

'Hij duikt wel weer op. En nu wil ik heel graag doorgaan met opruimen, als je het niet erg vindt.' Ik verplaats lege vieze glazen van de tafel naar het aanrecht en gooi twee lege chipszakken weg. Sammy maakt geen aanstalten om te vertrekken. Ik denk aan de zuigzoen die ik in Sams hals heb achtergelaten en voel me een beetje een winnaar.

Haar schouders beginnen te schokken.

'Zeg, alsjeblieft. Niet hier janken.' Haar pijn doet me goed.

'Ik snap dat je me haat. Maar het is nooit onze bedoeling geweest,' zegt ze snikkend. 'Het ging vanzelf. We wisten dat het niet goed was wat we deden. Maar we konden het niet tegenhouden.'

Ik wil haar slaan. 'Volgens mij is dit een heel goed moment om weg te gaan.'

'Ik heb hem zo vaak gezegd: we moeten hiermee stoppen. Dit gaat eindigen in zoveel pijn. Maar hij bleef komen, overal waar ik was, was hij.' Sammy gooit haar haar naar achter. Ik ruik kruidige shampoo.

'Ik denk dat het andersom was, Sammy. Overal waar hij was, was jij. En natuurlijk win jij. Denk je dat dat zo moeilijk is? Zo bijzonder? Er is niks bijzonders aan. Een cliché, dat ben je. Het nieuwe stukje vlees dat altijd zin heeft, dat niet lijkt te zeuren, dat hem aanbidt. Rot toch op alsjeblieft. Zoals je eraan komt, kom je er ook weer af, onthou dat maar. Op een dag sta je in mijn schoenen.' Ik hoor en voel mijn vader in iedere vezel van mijn lichaam. Agressie die mijn bloed opstuwt, het verlangen naar pijn, naar kapotmaken en vernietigen.

Ze staat op en schuifelt ineengedoken naar de deur. Door haar angst krijg ik zin haar te schoppen. Bij de trap blijft ze ineens staan. Ze staart naar de treden alsof ze een geest ziet.

'Sams T-shirt,' stamelt ze. 'Jij kutwijf.' Ze rent de trap op, Sams naam schreeuwend, de slaapkamer in, de badkamer, ik hoor haar kasten opentrekken en de balkondeuren opendoen. 'Waar is hij, godverdomme?' krijst ze en ik kijk met stomheid geslagen naar het grijze shirt dat op de trap ligt, het shirt dat hij gisteren droeg – en weer aantrok toen hij wegging.

Ik pak het, en ruik eraan. Sams geur. En aan de achterkant, bij de kraag, een roodbruine veeg.

Sammy komt weer naar beneden gestormd en trekt het shirt uit mijn handen.

Mijn mond is gortdroog. 'Dit is niet van Sam,' zeg ik schor. 'Het is van mijn buurmeisje Jazz. Ze was hier gisteravond.'

Sammy laat niet los. 'Je liegt. Ik weet het zeker. Laat me ruiken.'

Ik ruk aan het shirt. Ze laat los. 'Ik wil dat je gaat.'

'Wat ga je met dat shirt doen?'

'Teruggeven aan mijn buurmeisje.'

Sammy geeft het op en loopt naar de deur. Daar draait ze zich nog een keer om. 'Als Sam niet terugkomt, stuur ik de

politie op je af. Ik heb nu gezien hoe gestoord je bent.'
'Nog lang niet zo gestoord als jij!' gil ik haar na.
Met een woedende klap slaat ze de deur achter zich dicht.

Zo makkelijk is het, toetreden tot het leger der leugenaars. Voor me ligt Sams shirt. Ik staar naar de veeg bloed. Wat moet ik hiermee? In mijn hoofd ga ik elk detail van gisterochtend na. Ik heb een theepot naar zijn hoofd gegooid. We hebben gevreeën. Daarbij heb ik misschien wel mijn nagels in zijn rug gezet. Of heeft hij zich bezeerd aan de stoel. Maar wat ik nog glashelder voor me zie is hoe hij dit shirt weer aantrok. Ik weet het omdat ik verdrietig besefte dat dit waarschijnlijk de laatste keer was dat ik zijn prachtige naaktheid zou zien. De vanzelfsprekendheid waarmee hij zich uit- en aankleedde in mijn bijzijn. Ik hou van zijn tanige lijf, het onschuldige, doorschijnend witte van zijn huid.

Dus hoe komt dat shirt hier? Misschien heeft hij in de spiegel op het toilet gezien dat het bebloed was. Daarmee kon hij natuurlijk niet thuiskomen. Hoewel, dan zou hij ook de zuigzoen gezien hebben. Ik weet het niet meer. Of hij heeft een schoon shirt gepakt. Gisteren, toen de voordeur open bleek te staan. Dat is het natuurlijk. Hij is thuisgekomen, heeft zijn shirt verwisseld en is weer vertrokken. Waarnaartoe? Geen idee. Waarschijnlijk zit hij ergens dramatisch te doen. Diep in mij gloort een klein beetje hoop. Ik pak mijn telefoon en bel hem. Ik blijk nog steeds geblokkeerd.

22

Vanavond Pauw? Over topvrouwen en dat het maar niet wil vlotten met het streefcijfer. Don is er vroeg bij op WhatsApp. Het is halfnegen, ik zit aan mijn brandschone met was ingewreven keukentafel aan de koffie en lees voor het eerst in weken de krant. Alle verhalen over het streefcijfer van dertig procent vrouwen in een topfunctie heb ik al doorgenomen. Ook heb ik zo ongeveer duizend keer gecheckt of mijn berichtje naar Sam gelezen is. Er staat nog steeds een enkel vinkje bij. Hoewel ik weet dat ik geblokkeerd ben, kan ik het niet laten dat iedere tien minuten te controleren. Van Sammy heb ik niets meer gehoord en ik weiger haar te bellen.

Yep, app ik terug. *Leuk.*

Uitgenodigd worden betekent dat ik nog meetel. Misschien niet meer als host, maar als gast zien ze me kennelijk nog steeds graag. Direct gaat de telefoon. Ik neem op.

'Ja, nu je toch wakker bent, kunnen we net zo goed bellen. Even de lijnen kort houden. *Pauw* dus. Om halftwee bellen ze voor een voorgesprek. Cool ook dat we een serieus onderwerp kunnen tackelen. Laten we Sammy lekker *Boulevard* en de *Privé* doen. Jij staat daarboven. Imagotechnisch is dit top. En! En! En! Ik heb iets heel tofs voor je. Ik

zeg: vervanging. Humberto. Zomer. Tegenover Jinek.'
'Dat is mooi nieuws, Don.'
Voor me ligt onze iPad. Ik open Sams Outlook. *Het account is tijdelijk geblokkeerd*, krijg ik te zien in een pop-up.
'Rilana komt zo wat kleding brengen.'
Ook bij Facebook moet ik opnieuw inloggen.
'Fijn. Don? Sammy was hier gisteren. Ze zocht Sam. Hij is weg, kennelijk.'
'Weg bij haar of verdwenen?'
'Verdwenen. Ik denk dat hij zich ergens heeft teruggetrokken. Sammy is zwanger namelijk.'
Don begint te schelden. 'En dat vertel je me nu pas? Echt, Anne... Ik moet volledig geïnformeerd zijn! *Fucking hell*, dat kind heeft hem wel in d'r klauwen. Ik ga erachteraan. We moeten hem vinden voordat ze een of andere jankoproep gaat doen. Jezus. En zijn er bewijzen van? Dat Sam de vader is?'
'Sam kwam het me zelf vertellen.'
'Dat zegt niks. Die groenzoeter laat zich van alles wijsmaken. Natuurlijk zit die lafaard ergens te wachten tot het allemaal is overgewaaid. Jij zegt niks, hoor je me? Geen woord over die twee. En je blijft nuchter en je bereidt je voor.'
'Tuurlijk, Don.'
'Ik bel je zo terug. En opnemen, ja!'
Ik doe een laatste poging op de iPad en ga naar Sams prullenbak. Die is leeg.

Rilana heeft allemaal kleine gaatjes in haar gezwollen, rode gezicht. Ze schiet in de lach als ik haar vraag wat ze in godsnaam heeft uitgespookt. 'Lieverd, ik heb een Vampire-lift gehad. Dat is het nieuwste ding. Iedereen doet het.'
Ze stalt wat jurkjes en tops uit op mijn bank. Ik heb cap-

puccino gemaakt en zelfs worteltaart gehaald. Rilana pakt een gebloemd corduroy jasje en een bloedrode blouse. 'Persoonlijk vind ik dit dus een knaller. En helemaal jij. Superhip, sexy en toch intelligent.'

Ik sluit de gordijnen en trek mijn kleren uit. 'En wat doet een Vampire-lift?' vraag ik van onder mijn witte T-shirt.

'Nou, het is een soort facelift zonder snijden. Je krijgt allemaal prikjes met je eigen bloedplasma. Voel je niks van! Ik heb het zaterdag gehad, en nu ben ik alweer *up and running*.' Rilana trekt de rode blouse over mijn hoofd. 'O, wauw,' zegt ze terwijl ze mijn decolleté schikt. 'Die kleur, die doet het 'm echt voor je.' Ze klapt haar mobiele spiegel uit.

Ik kijk naar mezelf en zie mijn moeder. 'Het is wel heel erg jaren zeventig.'

'Ja, dat is ook de bedoeling. De jaren zeventig zijn helemaal terug.'

Als je de mode van je moeder al drie keer hebt zien terugkomen, dan word je echt oud.

'Oké,' zeg ik. 'Ik neem dit, maar niet met dat jasje. Dat wordt me echt te bont.'

Ik check mijn telefoon. Geen bericht. Geen twee vinkjes. Mocht Sam terug zijn, dan zal Sammy me dat niet laten weten. Wanneer ik de blouse weer op het hangertje hang, schieten de woorden van de Body door mijn hoofd. 'Niks ergs, hoor. We zetten ze zo in de container. Na drie dagen in hun eigen poep en pies rollen piepen ze wel anders.' Ik heb toch gelachen om die opmerking? Alsof het een grap was? Ik heb toch niet de indruk gewekt dat ik Sam werkelijk zoiets toewenste? Of Sammy? Ik weet het niet meer. Het was een grap. Dat moet. Ze zeiden het om me een beetje op stang te jagen.

'Wat een toestanden met die meid en Sam,' zegt Rilana,

terwijl ze de kleding weer teruglegt in de zakken. 'Ik weet wat het is, helaas. Mijn ex heeft er ook een van drieëntwintig. Mijn vriendin is nu met een man uit een gehucht in Brabant. Ze zegt dat we hem buiten de stad moeten zoeken. Hier zijn ze allemaal verpest. Door het vrouwenoverschot.'

Ik glimlach en zucht. 'Ja, het is even een rottijd.'

'Even? Bij mij duurt het al een jaar. Vroeger stapte ik zo makkelijk over dit soort dingen heen. Maar nu... Je wilt niet alleen oud worden, toch? En je hebt zoveel opgebouwd samen.'

Ik heb totaal geen behoefte aan lotgenotencontact met Rilana. Ik wil weten waar Sam is. Nu. Ik werk haar de deur uit en bel naar zijn kantoor. Zijn collega Wouter neemt op.

Hij lijkt verrast mijn stem te horen. 'Hé, Anne. Hoe is het met jou?'

Ik antwoord dat het redelijk gaat en vraag of hij weet waar Sam uithangt.

'Helaas,' antwoordt hij, 'was dat maar zo. Niemand hier heeft een idee. Hij heeft de wekelijkse vergadering vanochtend in ieder geval gemist. En dat is niks voor hem.'

'Denk je niet dat hij ondergedoken is, vanwege al het gedoe de laatste tijd?'

'Misschien. Maar dan had hij dat toch tegen me gezegd? Het is raar. Hij neemt niet op, hij is al drie dagen niet online. Zijn vriendin was hier net ook al.'

Ik huiver bij dat woord.

'We weten niet zo goed wat we moeten doen.'

'De politie bellen?'

'Dat heeft zij al gedaan. Die doen voorlopig niks. De meeste vermiste personen duiken binnen een week vanzelf weer op, zeiden ze. Waarschijnlijk is hij zich inderdaad aan het bezinnen. Ik zou me nog maar niet heel druk maken als ik jou was. Trouwens, jij hebt hem toch nog gezien, afgelopen weekend?'

'Ja.'

'En hoe was hij toen?'

'Gewoon Sam. Een beetje in de war, maar dat is niet zo gek.'

'Je weet dat hij...'

'Vader wordt? Ja. Dat kwam hij me vertellen.'

'Dat moet een enorme klap geweest zijn...'

Ik aarzel met antwoord geven. 'Eh, nogal, ja. Het is een beetje veel allemaal, op het moment.'

'Sorry. Ik begrijp het. En sorry ook dat ik niets van me heb laten horen. Ik had je moeten bellen, of appen. Tenslotte ken ik jou ook goed, inmiddels.'

'Ja ja, het is oké.'

'Ik hou je op de hoogte. Als we wat horen... Dat doe jij ook, toch? Als je iets over Sam weet?'

'Uiteraard.'

Het klopt niet. Er is iets heel erg mis. Ik weet niet wat, ik weet niet hoe, maar er is iets met Sam en zij denken allemaal dat ik daar meer van weet. Op grond waarvan? Heb ik Sam, of iemand anders, ooit pijn gedaan? Ja, ik heb een theepot naar zijn hoofd gegooid. Dat had goed fout kunnen gaan. En, besef ik terwijl mijn wangen langzaam warm worden, die keer dat ik hem heb geslagen. En geschopt. Toen hij in Paradiso onder invloed van een pilletje opbiechtte dat hij met een ander had gezoend. Het was niet heel hard. Volgens mij hebben we er samen nog om gelachen. Hij had wel een gigantische blauwe plek op zijn dijbeen.

Ik ken mijn drift. Mijn drang om pijn te doen, om een ander gevoel te overstemmen. Maar die richt ik bijna altijd op mezelf. Het is weleens voorgekomen dat ik wakker werd met een bebloede buik en me niets meer kon herinneren van het krassen in mijn huid. Toch had ik dat zelf gedaan, in een vlaag van wanhoop.

Ik ga douchen en loop alles wat ik dit weekend heb gedaan en gezegd na. Ik föhn mijn haar en begin weer helemaal bij het begin. Drie dingen kloppen niet: mijn gesprek met de Body aan de bar van café Het Stoepje, mijn huisdeur die openstond, Sams shirt op mijn trap. Met een veeg bloed. En misschien nog een vierde: de nacht waarin Sam verdween is voor mij grotendeels een zwart gat.

Ik dwing mezelf een salade te eten, bestaande uit alle restjes groente die ik nog in de ijskast had, met een dressing van citroen en olijfolie. Ik probeer me te concentreren op de krantenartikelen die Don me heeft toegestuurd. Jet Bussemaker heeft een brief geschreven. Niet eens een op de tien bestuurders en een op de negen commissarissen is vrouw. Meer dan de helft van de bedrijven negeert de bepaling in de wet dat zij voor het niet-halen van de ondergrens, te weten dertig procent van het aantal topfuncties, verantwoording moeten afleggen in hun jaarverslag. *Anne Koster, hoe komt dit, denk je? Geen idee, Jeroen, en het interesseert me op dit moment ook bitter weinig.*

Buiten begint het te regenen. Ik loop mijn tuin in en snuif de aardse geur van regen op droge grond op. Uit Jazz' slaapkamer klinkt Fresku. Ze rapt luidkeels mee.

Nee, dit had ik gister nog niet gedacht
De lucht klaart op en ik zie mijn kraaaaaaaaaaacht
Het is een begin van een
Nieuwe dag
Ik hou me niet meer aan het negatieve vast
Ik betaal morgen met de kansen die ik paaaaaaaaak

Het is een begin van een
Nieuwe dag

Don haalt me op. Hij draagt een smetteloos lichtblauw overhemd.

'Je ziet er goed uit,' zeg ik.

'Dank je. Ik heb net gegeten met Enrico van Blue Circle. Ze zijn echt enthousiast over je. Ik denk dat je ontslag misschien het beste is wat ons had kunnen overkomen. Hoe ging het voorgesprek?'

'Super.'

Hij start de auto.

'En, al iets over Sam gehoord?'

'Dan had ik jou dat als eerste gemeld, poppekontje.'

Ik staar uit het raam. De stad kookt. Alsof de mensen geen banen hebben, of gezinnen, alsof niemand morgen vroeg op moet of thuis voor het eten wordt verwacht. Ik zou daar moeten zijn, zwerven van terras naar terras, wijn drinken op een boot, flirten met wildvreemden, picknicken met vrienden op het smalle strookje groen aan het water. In plaats daarvan ben ik onderweg naar een heel ander soort leven. Het leven dat mij onderscheidt van de rest, dat maakt dat mannen bang voor me zijn en vrouwen me om onduidelijke redenen haten dan wel bewonderen. Ze moesten eens weten hoe weinig roem je uiteindelijk oplevert. Het is als een drugsverslaving. Je blijft eeuwig op zoek naar de kick van het begin, eenzaam, afgesloten van de normale wereld, hunkerend naar meer erkenning, vechtend tegen verval en uitstoting. Voor Don ben ik een bron van inkomsten, voor anderen een bokaal om mee te pronken en voor Sam... wat was ik eigenlijk voor hem? Een trofee? Een kruiwagen? Een liefde? Ik twijfel daaraan. Als ik echt zijn liefde was, dan was het allemaal niet zo gelopen. En

had hij me op z'n minst laten weten dat hij in veiligheid is.
'Zo leuk is het eigenlijk helemaal niet, om met een BN'er te gaan,' zei hij een halfjaar geleden tegen vrienden tijdens een etentje. 'Iedereen denkt maar dat Anne en ik de hele tijd de coolste party's aflopen en allerlei reisjes en kleren gratis krijgen, maar in de praktijk zie ik daar niets van. Het is alsof je met z'n tweeën onder een glazen stolp leeft. En ik sta in haar schaduw. Ik kan je zeggen, de liefde moet wel heel groot zijn wil je relatie die druk overleven.' Toen was hij al aan het klooien met Sammy. Zijn tripje naar Burning Man is ruim een jaar geleden.

Bij *Pauw* worden we met alle egards ontvangen. Hoewel het programma in dezelfde studio wordt uitgezonden als *De Wereld Draait Door*, is de sfeer totaal anders. Hier heb ik helemaal niet het gevoel dat ik als lastige buurvrouw een familiefeest kom verstoren. Hier voel ik me het zusje dat na lange tijd weer thuiskomt. Redactrices kussen me, met sommigen heb ik gewerkt. Ze komen ook niet allemaal net van de middelbare school en brengen me meteen wijn, geven me het draaiboek en zetten me in de visagie naast Neelie Kroes, mijn heldin. We schudden elkaar de hand en spreken onze wederzijdse bewondering uit. Neelie is al eens bij mij te gast geweest en dat was de enige keer dat ik oprecht nerveus was.

Ik vervang mijn grijze sweater door de bloedrode blouse en neem plaats in de luie stoel.
'Vind je het ook niet raar dat altijd wanneer ze het onderwerp "gebrek aan topvrouwen" behandelen, ze twee vrouwen uitnodigen die wel de top hebben bereikt?'
Ik grinnik. 'U bent natuurlijk een groot voorbeeld voor de rest. Ik zou u ook uitnodigen.'
'Nee, maar ik bedoel: nodig eens wat van die mannen

uit, CEO's van bedrijven die dat quotum aan hun laars lappen. En een paar jonge meiden die hier tegenaan lopen.'
De visagiste brengt foundation aan met een sponsje.
'U hebt gelijk. Ik denk dat ze wel geprobeerd hebben die CEO's bij ons aan tafel te krijgen, eerlijk gezegd. En een vrouw die niet door dat glazen plafond heen komt. Misschien durven ze niet. Helaas is het ook zo dat het grote publiek liever bekende koppen ziet.'
Neelie lacht. 'Tja. En zo verandert er nooit iets. Ben ik op mijn ouwe dag nog steeds de enige topvrouw.'

De uitzending loopt gesmeerd. Alle gasten zijn in vorm en Jeroen heeft zichtbaar plezier in de discussie. 'Misschien zeggen de Nederlandse vrouwen wel: laat maar zitten die topfuncties, wij hoeven niet zo nodig,' gooit hij erin.
'Dat is zo'n makkelijke opmerking die ik alleen mannen hoor maken,' zeg ik.
'Juist,' vult Neelie aan. 'Als we kijken naar het aantal studenten, ook bij de technische studies, en we zien dat er langzamerhand een meerderheid aan vrouwelijke studenten is, kunnen we niet blijven concluderen dat vrouwen niet willen. Elk van deze studentes start met dromen en ambities. Ze behalen over het algemeen betere resultaten dan hun mannelijke studiegenoten. We moeten onderzoeken wat de reden is dat zij niet massaal doorstoten naar de top van het bedrijfsleven of de politiek.'
'Dat heeft misschien te maken met de moeilijke combinatie van werk en gezin?'
'Onzin,' zeg ik tegen Jeroen. 'Die combinatie zou voor een vrouw net zo moeilijk of makkelijk moeten zijn als voor een man. De politiek en het bedrijfsleven laten een heel groot potentieel liggen door van zorg en kinderopvang een vrouwenthema te maken. Als maatschappij investeren

we in vrouwen, ze studeren op kosten van de belastingbetaler, het is zo onlogisch dat we deze deskundigheid daarna niet wensen te gebruiken.'

'Dus het ligt allemaal aan de mannen,' concludeert Jeroen lacherig.

'Dat zijn jouw woorden,' zegt Neelie streng. 'Vrouwen zijn, net als mannen, verantwoordelijk voor hun eigen inkomen. En moeders zouden een voorbeeld moeten zijn voor hun kinderen, door te werken en te streven naar groei. In hun arbeidsleven, maar ook persoonlijk.'

'Even terug naar jou, Anne, jij hebt weleens in een interview gezegd dat mannen bang zijn voor onafhankelijke, sterke vrouwen. Zit daar niet ook een deel van het probleem?'

Ik neem een slokje water. Nu moet ik uitkijken dat het niet persoonlijk gaat worden.

'Dat zou heel goed kunnen. Het is denk ik moeilijk een stukje macht af te staan. De man bevindt zich nog steeds in een heerlijke positie. Hij groeit op met de vanzelfsprekendheid dat hij de top kan bereiken, als hij studeert en hard werkt. Zijn ambitie en assertiviteit worden beloond, terwijl vrouwen erop worden afgerekend. Tonen zij werklust en komen ze goed voor zichzelf op, dan zijn het ineens ijskoude bitches, of controlefreaks. Maar we kunnen er hier lang of kort over praten, binnen nu en vijftig jaar bestaat de top van het bedrijfsleven voor de helft uit vrouwen, daar ben ik van overtuigd. De stapjes die we nu maken zijn misschien nog te klein, maar het zijn stapjes vooruit. Onze dochters en kleindochters laten zich niet meer achter het aanrecht duwen. Daar hebben die meiden van nu veel te veel zelfvertrouwen voor.'

Jeroen richt zich tot Neelie met de vraag of het Nederlandse bedrijfsleven gedwongen moet worden meer vrou-

wen op topposities aan te nemen. Ik volg het gehakketak met mijn beroepsmatige glimlach, tot Jeroen plotseling bij me terugkomt. 'Anne, als jij terugkijkt op je leven en je carrière, ben je dan blij met de keuzes die je gemaakt hebt? Zou je bijvoorbeeld je eigen dochter adviseren het te doen zoals jij het hebt gedaan?'
Godverdomme. Wordt zo'n kutvraag ooit aan een man gesteld? Ben ik nu ineens de tragische vrouw wier carrière een zware tol geëist heeft?
'Ja, als het me gegeven zou zijn een dochter te hebben. Ik heb een prachtig beroep. Verdien mijn eigen geld. Heb heel veel van de wereld gezien. Ik mag dan niet zoveel geluk hebben in de liefde, ik weet zeker dat tegen de tijd dat mijn denkbeeldige dochter volwassen is mannen beter om kunnen gaan met gelijkwaardigheid. Dus voor de toekomstige generatie verwacht ik niet de problemen waar wij tegenaan gelopen zijn.'

Na afloop neem ik afscheid van Neelie, die er meteen vandoor moet. Ik praat wat na met Jeroen en Don, die beiden heel tevreden zijn over de uitzending, en Jeroen drukt me op het hart niet op Twitter te kijken.
'Ik kijk wel uit,' zeg ik lachend. Normaal gesproken had ik mijn timeline al tijdens de eerste plas na de uitzending bekeken, maar vanavond interesseert Twitter me niets.
'Je was weer top,' zegt Don als we in de auto stappen. 'Al die ellende lijkt je wel goed te doen.'
Zo kalm als ik me voelde met drie camera's op me gericht, zo nerveus en gejaagd ben ik nu.
'Eind van de week even lunchen met Enrico?' vraagt Don.
'Wie is dat?' vraag ik.
'Jezus, Anne, dat heb ik al honderd keer gezegd. Enrico.

Van Blue Circle. Over de zomereditie van *Late Night?*'
'O ja. Oké. Dat is goed,' mompel ik. Ik kijk op mijn telefoon. Drie berichten. Jazz appt dat ik het wederom heb *genaild*. Mijn moeder laat weten dat ze trots op me is. En Sammy vraagt of ik misschien al iets gehoord heb van Sam. Morgen gaat ze een oproep op Facebook en Twitter plaatsen.
'Weet je waar ik aan dacht...'
'Nou?'
'Moet je niet een boek schrijven?'
'Een boek.'
'Ja! Eigenlijk is dat niet helemaal mijn idee, maar een uitgever vroeg me ernaar op de boekpresentatie van Isa.'
'Don, echt...' De vraag irriteert me. Ik ben een televisievrouw. Laat hij een goed programma voor me regelen.
'Die boeken van BN'ers gaan als een dolle. Mensen willen echte verhalen, een kijkje achter de schermen. Je bent een voorbeeld voor zovelen. En je privéleven spreekt ook tot de verbeelding. Zie het als een kans hier en daar een beetje af te rekenen.'
'O ja, daar zitten de mensen op te wachten. Don, dan kan ik mijn carrière toch helemaal op mijn buik schrijven?'
'Ik denk van niet. Zie het als een extra carrière. Iets waar je ook langer op kunt teren. Je hoeft het niet eens zelf te schrijven trouwens. En je hoeft ook niets te verzinnen. Jouw leven, lieve Anne, is al een boek. Kijk naar de bestsellerlijst. De hele top tien bestaat uit dit soort werk.'
Ik zucht.
'Denk erover. Lees er een paar. Misschien raak je geïnspireerd. En je hebt nu tijd. Ik denk dat het je tv-carrière alleen maar zou ondersteunen. Tegen de tijd dat het boek uitkomt kunnen ze niet meer om je heen.'
'Hou erover op, alsjeblieft.'

'Die uitgever had het over een voorschot van twee ton, schat.'

'Het zal wel. Ik hou er niet van, dit soort egotripperij. En als je het niet erg vindt, ga ik verder naar huis lopen.'

'Anne, *chill out*.' Don steekt zijn handen in de lucht. '*So sorry I asked.*'

'Ik ben niet boos. Ik wil alleen wat frisse lucht. Maar een boek, nee. En ik ga er ook niet over nadenken.' Ik geef hem een kus en stap uit de auto.

Ik loop langs het Frederik Hendrikplantsoen en geef een sigaret aan een zwerver. Op de brug naar het Marnixplein staan blowende hangjongeren en ik denk aan Jazz en haar vrienden, die geen eigen plek meer hebben. Toen ik die leeftijd had, studeerde ik en bracht alle avonden in de kroeg door.

Boven de Westerstraat hangt de volle maan, die zoveel licht geeft dat de straatlantaarns overbodig zijn. Ik heb geen zin om naar huis te gaan, naar het mausoleum van mijn verlies. Ik sla rechts af, en weer rechts, tot ik bij Het Stoepje ben, waaruit luid en opgetogen gezang klinkt. Studenten in jasje-dasje zingen 'Bloed, zweet en tranen' mee met een gezette volkszanger. Achter de bar geen Wim en tante Dien, maar twee jonge meiden. Ik bestel een biertje. Als de corpsballen me in de gaten krijgen, wil ik het liefst onder de bar kruipen. In plaats daarvan glimlach ik, laat hen een foto met me nemen en net als ze me willen meeslepen in het gehos hoor ik Wims vertrouwde basstem. 'Hé, laat dat meissie met rust, ja!'

Hij plant me op een kruk aan het hoekje van de bar en schermt me met zijn grote lijf af van de dansende menigte. 'Ja, hengstenbal. Ze wilden een avond met een volkszanger. Nou, dan krijgen ze die. Sorry, wijffie.'

Met zijn vingers gebaart hij naar de meisjes achter de bar. Meteen krijgen we een nieuw biertje. Ik moet zien te voorkomen dat ik zo eindig als de vorige keer, zonder Wim te irriteren. Ik weet dat hij een hekel heeft aan spadrinkers.
'Hoe is het? Zo zien we je nooit en zo twee keer in een week. Je had wel een beetje pijn in het koppie denk ik, na de laatste keer?' Hij grinnikt en slaat zijn oude jenever in één keer achterover. 'En, heeft de Body je een beetje netjes thuisgebracht?'
Ik kan me niet eens herinneren dat hij me heeft thuisgebracht. Ik neem een slok. 'Wim, ik weet weinig meer van die avond,' schreeuw ik in zijn oor. De zanger zet 'Geef mij maar Amsterdam' in.
Wim lacht bulderend. 'Verbaast me niks! Jij was lam! Dien was woedend op me. Zo'n klein wijffie, zei ze. Die kan dat tempo helemaal niet aan. Nee, zij dan, met die tequila van d'r,' zegt hij. Hij slaat een arm om me heen en kust me op mijn voorhoofd. Dan vraagt hij ineens ernstig: 'Hoe is het met die bloedblaar? Gedraagt-ie zich een beetje?'
'Daarom ben ik hier. Maar kunnen we dit even onder vier ogen bespreken?'
'Tuurlijk. Ik ging toch roken. Kom.'
'Dat mocht tot vorige week nog gewoon binnen, toch?'
'Ja, alleen als het rustig is. Nu zijn er allemaal pottenkijkers. Je hebt zo een boete aan je broek hangen.'
Wim pakt de biertjes en ik volg hem tussen de mensen door. Handen glijden over mijn kont. Ik schud ze van me af.
Buiten miezert het. Wim draait een shaggie en ik steek een Marlboro op. 'Zeg 't eens, schat.'
'De vorige keer... Jullie hadden het erover dat jullie hem een lesje wilden leren.'

Hij kijkt me fronsend aan. 'Is het zover? Moet ik met hem gaan praten?' Wim likt zijn shaggie dicht, steekt het aan en inhaleert luidruchtig.

'Nee!' roep ik, iets te hard. 'Sorry... Ik weet niet meer precies waar we het over hebben gehad, maar ik neem aan dat het een geintje was.'

Wim schudt zijn hoofd. 'Daar maken we geen geintjes over. Jij bent familie, schat. Als ze aan jou komen, komen ze aan ons.'

'Oké, en dat vind ik erg lief,' zeg ik. 'Maar ik meende het niet. Wat er ook is gebeurd, ik wil niet dat Sam iets overkomt. Of zijn vriendin.'

'Wie heeft het over "overkomen"?'

Ik huiver. Ik twijfel aan mijn eigen herinnering. Hadden ze het niet over 'opsluiten'?

'We doen niets wat jij niet wilt, mop.'

'Sam is weg,' gooi ik eruit.

'Ja, zover waren we al.'

'Nee, ik bedoel verdwenen. Spoorloos.'

Wim kijkt me aan van onder zijn borstelige wenkbrauwen. 'Wat zeg ik nou net?'

'Ik weet het ook allemaal niet, Wim. Hij is verdwenen en ik dacht aan die avond... Wat jullie zeiden.'

'Luister. Ik weet niet meer wie wat gezegd heeft. Wij hebben niets met zijn verdwijning te maken. Ik hoop ook niet dat je iemand over ons gesprekje hebt verteld.'

Ik schud mijn hoofd, geschokt door zijn toon.

'Die gozer van jou, dat is een rare. Als ik jou was, zou ik geen seconde meer nadenken over dat joch. Laat ze de tyfus krijgen allebei.'

Tranen schieten in mijn ogen. 'Ik heb hem als laatste gezien. Hij kwam langs om te vertellen dat zijn nieuwe vriendin zwanger is. Daarna heeft niemand meer iets van hem vernomen.'

'Wijffie, hij is zich de pestpokken geschrokken. Heeft er een zootje van gemaakt. Dat doen mannen. De pleiterik maken.'

'En de Body? Die me volgens jou naar huis heeft gebracht?'

'De Body?' Wim schiet in de lach. 'Nee, joh. Hij lult een eind in de ruimte, maar hij kijkt wel lekker uit.'

Ik veeg mijn wangen droog met mijn mouw. De barvrouw brengt zwijgend twee biertjes.

'Wil je dat we helpen die kloothommel te vinden? Want dat kunnen we ook, hoor.'

'Volgens mij is het het beste als ik niet zoveel weet van wat jullie allemaal kunnen.'

'Maar in noodgevallen, hè, moppie, kunnen wij meer voor je doen dan de smerissen. Geef je telefoon.'

'Want…?'

'Luister. Vertrouw je me?' Hij staart me aan, met felle ogen en een uitgestoken hand. Nee zeggen is geen optie.

Ik geef hem mijn telefoon.

Hij toetst zijn nummer in. Daarna belt hij zichzelf. 'Voor als er iets is. Of je iets nodig hebt. Wij hebben onze eigen mensen, die kunnen alles oplossen. En discreet, hè.'

23

Ik heb niet geslapen. De hunkering naar pijn was groot, maar nu het buiten licht wordt en de stad weer tot leven komt merk ik dat de drang wegebt. Ik ben deze nacht doorgekomen zonder mezelf te krassen met een scheermesje of de punt van een kam, en het voelt als een kleine overwinning. Ik klap mijn MacBook dicht en wrijf over mijn stijve nek. Op de vloer doe ik wat rek- en strekoefeningen, waarna ik koffie zet. Mijn ogen branden van vermoeidheid na een nacht lang door Facebook scrollen. Ik heb alle foto's van Sam en Sammy die ik kon vinden op accounts van wederzijdse vrienden bekeken. Ik kon er niet mee ophouden te staren naar de beelden, de woorden, de likes en wie het had geliket en welke betekenis er wellicht verborgen lag in sommige reacties.

Ik zie nu hoe naïef en vol vertrouwen ik ben geweest. Een alerte persoon had al een jaar geleden zien aankomen wat er gaande was. De foto's van Burning Man, Sam poserend met halfnaakte meisjes, de extatische updates over leven van liefde in het paradijs, de daaropvolgende commentaren over hoe kil, koud en hard het was om weer terug te zijn. Het is niet zo dat ik deze foto's en berichten nooit eerder heb gezien. Maar ik bekeek ze met een glimlach, likete ze en was blij dat Sam een mooie tijd had gehad. Mijn totale gebrek aan jaloezie en onzekerheid over onze relatie is misschien door hem opgevat als desinteresse en, als ik heel eerlijk ben, waarschijnlijk was het dat ook. Dat hele Burning Man en alle malligheid eromheen interesseerde me geen hol. Ik was bezig met zwanger worden. Met onze toekomst als gezin. Dat gedoe van hem vond ik buitengewoon puberaal, maar ja, hij was jonger, hij moest nog wat wilde haren kwijt, laat maar gaan. Ik herinner me dat ik trots was, op mijn tolerantie, mijn vermogen hem zo vrij te laten. Wat een onzin. Het boeide me gewoon niet. En nu realiseer ik me dat hij me eigenlijk niet zo boeide. Ik zag niet wie hij werkelijk was, hield niet van hem vanwege zijn mooie persoonlijkheid. Die kon me gestolen worden. Ik hield van het plaatje. De mooie, jongere vriend met wie ik dat schitterende kind zou krijgen. Ik zag een modereportage voor me, geen echt leven. Nu pas, nu hij me heeft bedrogen en verlaten, heeft hij mijn volledige aandacht.

Ik haal de krant uit de brievenbus, pers wat sinaasappels en maak net een bakje yoghurt met muesli als de telefoon gaat. Het is Don, en hij is niet blij.

'Godverdomme, Anne, Sammy heeft Sams verdwijning naar buiten gebracht.'

Ik haal diep adem.

'Hallo, hoor je wat ik zeg?'

'Ja.'

'De beer is los, Anne.'

'Wat moet ik doen?'

'Jij hebt hem als laatste gezien. En er lag een shirt van hem op jouw trap.'

'Huh? Hoe kom je daarbij?' Ik schraap mijn keel.

'Dat schrijft ze op Facebook.'

'Ja...' stamel ik.
'Fucking hell.'
'Maar iemand heeft het daar neergelegd, Don. Toen Sam hier wegging, trok hij het weer aan.'
'Ah, je hebt ook nog met hem liggen neuken. Jezus.'
Er valt een lange stilte, waarin we beiden twijfelen aan mijn betrouwbaarheid.
'Anne, ik vraag het één keer. En wat je antwoord ook is, ik help je. Maar daarvoor heb ik de waarheid nodig.'
'Sam was hier. Hij vertelde me dat Sammy zwanger is. Daarna heeft hij me getroost en dat liep uit op een vrijpartij. Vervolgens is hij vertrokken. Zonder kleerscheuren, zonder ruzie. Dat is het hele verhaal. Een dag later komt Sammy mijn huis binnenstormen en ziet dat shirt héél toevallig op de trap liggen. Iemand heeft het daar neergelegd. Dat kan niet anders.'
Aan de andere kant hoor ik Don geërgerd snuiven. 'Ik neem aan dat je alles gewassen hebt.'
'Ik heb niets gedaan, Don. Ik heb dus ook niets te verbergen. Laat de politie maar komen.'
'Jij begrijpt het niet, hè? Die klootzak luist je erin. Hij is bezig alles om zeep te helpen. Ik heb hem nooit vertrouwd, die lamlul. Wie hebben er allemaal een sleutel van je huis?'
'Hij. En de werkster.'
'*I rest my case*. Hij heeft dat shirt daar neergelegd. Waarom heb je die sleutel niet teruggevraagd? Hij maakt je kapot en jij gaat rustig een potje met hem liggen neuken. Word je nou eens wakker? Die drabber is de laatste tijd vaker in het nieuws dan jij! Wedden dat hij straks ergens boven water komt met een of ander exclusief interview? Maar dan heeft-ie jou al weggezet als een gestoorde.'
'Don, je gaat te ver.'
'Zie je het zelf dan niet? Echt niet?'

In mijn hoofd begint het te gonzen. 'Wat zegt Sammy precies?'
Ik hoor Don op zijn toetsenbord tikken.
'Hier: "Al twee dagen is mijn geliefde niet thuisgekomen. Wie heeft hem gezien, gehoord? Please retweet." Met een foto erbij. Op Facebook een heel verhaal. Dat hij voor het laatst bij jou is gezien. Ze heeft het ook nog over "de vader van mijn kind". *Boulevard*, *Shownieuws*, ze hebben allemaal al gebeld.'
Ik vloek en ga op zoek naar mijn sigaretten. 'Ik ken hem. Wat hij me heeft geflikt is klote, maar zijn eigen verdwijning op touw zetten... daar is hij ook te lui voor. En waarom in hemelsnaam?'
'Moet ik in herhaling vallen?'
'Is het bij je opgekomen dat hij ook weleens echt verdwenen zou kunnen zijn?' Ik pak mijn glas jus en sla het in één keer achterover. Het brandt in mijn slokdarm.
'Nee. Geen seconde. Kom op, Anne.'

Nadat we hebben opgehangen staar ik naar mijn muesli. Ik krijg geen hap meer door mijn keel. Ik loop naar mijn dressoir en pak de ingelijste foto's van mij en Sam. Een voor een sla ik ze stuk tegen de muur. Daarna bekras ik met een glasscherf onze blije gezichten. Het is nog niet genoeg. Ik zet de scherf op de binnenkant van mijn dijbeen en kerf een kruis. In de badkamer stelp ik de wond en ontsmet die met alcohol. Dan ga ik weer naar beneden en veeg de glasscherven en de foto's op. 'Fuck you,' zeg ik als ik alles in de vuilnisbak gooi, en ik steek mijn middelvinger op.
Don heeft Sam vanaf de eerste ontmoeting gehaat en daar nooit een geheim van gemaakt, behalve uiteraard in de media. Er ging geen etentje voorbij zonder dat hij eindigde met de vraag: wat moet je met die gozer? Ik ant-

woordde iedere keer hoe lief Sam kon zijn. Dat hij er, in tegenstelling tot anderen die hem waren voorgegaan, geen moeite mee had naast me te staan. Don vertrouwde hem niet. Vond hem ambitieus, eager, ijdel, oppervlakkig en nep. Sam maakte het meest valse in hem los. Ik heb daar altijd een beetje om gelachen, en als het me te veel werd, zei ik dat hij niet zo jaloers moest doen. Don is al jaren op zoek naar een vriend, liefst een die aan de uiterlijke kenmerken van Sam voldoet, en zijn minnaars blonken nooit uit in diepgang en intelligentie. Nu ik Don zijn complottheorie hoor spuien begin ik voor het eerst in onze gezamenlijke loopbaan aan hem te twijfelen. Zo fel als hij is... Kan hij Sam iets aangedaan hebben? Ik druk de gedachte meteen weg. Nooit. Don mag dan hard en gemeen zijn af en toe, hij heeft een gouden hart en gaat voor mij door de diepste sloot, met stront als het moet.

Ik kijk op *Nu.nl*: EX-VRIEND ANNE KOSTER VERMIST. Het is het meest gelezen bericht. Trending op Twitter. Sammy heeft er duizenden volgers bij. Als de bel gaat, weet ik dat het de politie is.

'Goedemorgen, mevrouw Koster, mogen we even binnenkomen om u een paar vragen te stellen in verband met de verdwijning van Sam Knippenberg?' Een man en een vrouw in uniform houden hun ID omhoog.

Ik ga hen voor naar de keuken. De man stelt zich voor als Bart van Leeuwen, de vrouw heet Sandra Kok. Ze nemen plaats aan de keukentafel en ik bied hun koffie aan.

'Heerlijk, ja. Zwart, alstublieft.' Sandra durft me nauwelijks aan te kijken. Dat effect heb ik wel vaker op mensen. Bart is een ander verhaal. Hij lijkt al besloten te hebben dat ik schuldig ben, maakt niet uit waaraan. Het type dat vrouwen die het verder hebben geschopt dan hij als vanzelf haat.

'Mooi optrekje, hoor,' begint hij en ik hoor hem denken: die publieke omroep betaalt goed kennelijk. Van onze belastingcenten.

'Dank je wel,' zeg ik en ik ga tegenover hen zitten.

'Kunt u ons iets meer vertellen over de laatste keer dat u uw ex-vriend zag?' vraagt Sandra en ze pakt een notitieblokje en een pen uit een van de vele zakken van haar uniform.

'Hij kwam hier om me te vertellen dat zijn nieuwe vriendin zwanger is. We hebben gepraat, wat gedronken, en daarna is hij weer vertrokken.'

'Was hij lopend of op de fiets?'

'Geen idee... Meestal is hij op de fiets. Wat doet dat ertoe?'

'We proberen een reconstructie te maken van de laatste dag waarop hij is gezien, waar hij geweest is. Standaardprocedure in dit soort gevallen. Zijn fiets staat nog steeds voor zijn woning.'

'De woning van Sammy, bedoelt u.'

'De woning waar hij momenteel verblijft.'

Bart kijkt me ernstig aan. 'Wij hebben begrepen dat u het nogal moeilijk hebt met de breuk.'

Ik kijk terug, recht in zijn haatdragende ogen. 'Dat klopt.'

'Het lijkt ons dat die laatste ontmoeting niet in volledige harmonie is verlopen, gezien de boodschap waarmee hij kwam.'

'Het was heel verdrietig,' zeg ik.

'Omwonenden hebben geschreeuw gehoord. En veel lawaai.'

Ik slik. Mijn speeksel lijkt te blijven steken in mijn keel. 'Eh, ja. Dat kan kloppen. Ik heb mijn theepot stukgegooid. En een glas. Ik was zeer geëmotioneerd toen hij vertelde dat hij een kind kreeg met een ander. Maar daarna hebben we erover gepraat. We zijn niet boos uit elkaar gegaan.'

Bart drukt zijn vingers tegen elkaar en tuit zijn lippen om de indruk te wekken dat hij diep nadenkt.

'Ik pak even een glas water,' zeg ik en ik sta op. Mijn handen beven.

'Klopt het dat u uw ex-vriend nogal hebt gestalkt? 's Nachts voor zijn deur gestaan, veelvuldig gebeld, zijn Facebookpagina gehackt?'

Ik draai de kraan open. Vul een glas. Ik leg een koele hand in mijn nek. 'Sorry, wat zegt u? Facebookpagina gehackt? Ik zou niet eens weten hoe dat moet.'

'De pagina was actief terwijl de heer Knippenberg deze had afgesloten.'

'Jeetje, ik heb een keer op onze iPad naar zijn Facebook gekeken. Omdat-ie openstond... Wie doet dat niet?'

'Mevrouw Koster, uw ex-vriend is vermist. En u hebt hem gestalkt. Dat zijn de feiten. U bent gezien en gehoord.'

'Alles wat ik doe wordt gezien en gehoord. Dat betekent nog niet dat ik Sam heb ontvoerd of zo. Onze ruzie was een normale ruzie, zoals dat gaat... Ik heb iets gegild, iets gegooid, ik heb in een vlaag van wanhoop zijn Facebook bekeken en ja, ik ben 's nachts naar haar huis gereden. Uit liefdesverdriet. Dat maakt me nog geen misdadiger.'

Sandra pent onverstoorbaar door. Ik denk aan Dons woorden. *Die klootzak luist je erin.* Het kan niet waar zijn. Niet Sam. Maar wie dan?

'Hebben wij iets gezegd over ontvoering, Sandra?'

Sandra schudt haar hoofd.

'Hoe komt u erbij dat Sam ontvoerd zou zijn?' vraagt Bart.

'Jezus, weet ik veel. Ik zeg maar wat. Voor hetzelfde geld

is hij een paar dagen ondergedoken om bij te komen van alle commotie.'

'Klopt,' zegt Bart. 'Dat sluiten we ook niet uit. Maar zijn collega's, zijn ouders en zijn vriendin hebben verklaard dat zomaar verdwijnen niets voor de heer Knippenberg is. Hij kan niet gemist worden op zijn werk, door zijn zwangere vriendin, hij had diverse afspraken staan. Dit staat haaks op zijn levenspatroon.'

'U hoeft mij niet te vertellen wat voor persoon Sam is. Ik ken hem vrij goed, ik heb tenslotte vijf jaar een relatie met hem gehad. En ik kan wel zeggen dat hij sinds een jaar veranderd is. Afwezig, impulsief, op zoek... Volgens mij zit hij in een soort crisis. Plotseling beëindigt hij onze relatie, heeft hij een jong meisje zwanger gemaakt... Wij hebben gevreeën, die bewuste ochtend, en ik kreeg de indruk dat hij erg in de war is van de hele situatie. Het werd me in ieder geval duidelijk dat hij nog veel voor me voelt. Dus ik zeg: hij heeft de kuierlatten genomen en zit ergens op de hei over zijn leven na te denken.'

'Waarom vertelt u dit nu pas? Eerder zei u dat u alleen gepraat had.'

Mijn wangen kleuren rood. 'Het leek me niet zo relevant.'

'Wij vinden het heel relevant. Zijn er nog meer dingen voorgevallen waarvan u denkt dat ze niet zo relevant zijn?' Bart kauwt op de binnenkant van zijn wang.

'Nee. We hebben gepraat, wijn gedronken, gevreeën en toen is hij vertrokken.' Ik vertel niets over de zuigzoen.

'En denkt u niet dat als hij ergens zit na te denken, hij aan iemand zou laten weten dat hij in veiligheid is?'

'In normale omstandigheden wel. Maar dit zijn geen normale omstandigheden. Misschien was Sammy ook wel woedend op hem. Vanwege onze vrijpartij.'

'Zij beweert hem daarna niet meer gezien te hebben. En over een vrijpartij heeft zij niets gezegd.'

'Waarom twijfelt u eigenlijk wel aan mijn woorden en niet aan de hare?'

'Waarom denkt u dat we aan uw woorden twijfelen?'

Ik leg mijn hoofd in mijn handen. 'Ik ben een beetje moe van alles,' zeg ik met een zucht.

'Dat is volkomen begrijpelijk.' Sandra klopt bemoedigend op mijn bovenarm.

Bart staat op. 'Ik denk dat we u voorlopig even met rust laten. U moet weten dat we boven op de zaak zitten, in alle discretie. We hopen dat u alles wat u te binnen schiet of wat u opmerkt meldt.'

Ook Sandra komt overeind. Ze bergt haar notitieblok en pen op en volgt haar collega naar de deur.

Ik hobbel erachteraan. Door het raam zie ik een fotograaf tussen twee geparkeerde auto's staan. 'De hyena's hebben zich al opgesteld,' zeg ik. Bart en Sandra volgen mijn blik.

'Dat lijkt me nou zo afschuwelijk,' zegt Sandra.

'Het moge duidelijk zijn dat het voor mij nogal een onderneming is in het geniep mijn ex weg te moffelen.'

Bart grinnikt zonder te lachen. 'Ach, daar zijn mensen voor in te huren. Mevrouw Koster, we wensen u sterkte en doen er alles aan meneer Knippenberg te lokaliseren.' Hij steekt een joekel van een hand uit.

'Laten we hopen dat aan dit alles zo snel mogelijk een eind komt,' zeg ik. Ik geef hem een stevige handdruk.

24

De pleuris lijkt uitgebroken te zijn. Don, Jazz, haar moeder Mabel en Daniela zitten het aan mijn keukentafel broederlijk eens te zijn over hun afkeer van Sam. Ik zit ertussen, ik nip aan een glas rode wijn en rook de ene sigaret na de andere.

Don heeft mijn telefoon afgepakt. 'Niet de hele tijd op dat kut-Twitter kijken. En je gaat ook niet opnemen. Laat die eikels mij maar bellen.'

Daniela kraamt vele spirituele oneliners uit, aangezien ze net op *retreat* in Ibiza is geweest. 'Leef vanuit liefde,' zegt ze. 'En heb vertrouwen. Hij komt terug. Het blijkt allemaal een misverstand. Dat meisje...'

'Die hoer, bedoel je,' snerpt Don ertussendoor.

'Zij laat zich leiden door angst,' vervolgt Daniela. 'En daardoor is hij op de vlucht geslagen. Ga hier niet in mee.'

Jazz ligt dubbel.

Mabel zegt: 'Daar kun je om lachen, Jazz, maar er zit wat in. Ik volg altijd mijn gevoel, en mijn gevoel zegt dat er niks aan de hand is met Sam.'

Ik zie Don naar mijn telefoon kijken, die hij op stil heeft gezet. Hij neemt op.

'Mevrouw Koster! U spreekt met Don, weet u nog,

Annes agent. Ik let op haar telefoon, maar ik geef haar nu.'

'Dat ik dit soort dingen toch steeds via de televisie moet vernemen stoort me wel een beetje,' begint ze.

'Ik snap het, mam, maar ik ben er echt nog niet aan toe gekomen om je te bellen.' Ik loop de keuken uit, weg van de herrie.

'Is het waar?'

'Eh, ja. Althans, Sams nieuwe vriendin heeft hem als vermist opgegeven. Ik denk dat hij ergens zijn wonden zit te likken.'

'Dat zou wel iets voor hem zijn, ja. Maar ik bedoel, ze zeggen dat jij hem stalkte?'

Mijn hart bevriest. 'Mam...' stamel ik. 'Nee.'

'Kindje...' Ze klinkt heel verdrietig. 'Zal ik naar je toe komen?'

Mijn hart breekt voor haar. 'Dat is echt niet nodig, mam. Mijn vrienden zijn hier.'

'Ik doe het graag, hoor. Ik had het er met Marjan over. Dat ik er voor jou niet echt geweest ben. En dat ik er voor je wil zijn. Ik begrijp je. Ik wil dat je dat weet.'

De tranen schieten in mijn ogen. Nu ze het uitspreekt merk ik hoe ik heb gehunkerd naar die woorden. Maar ik weet niet wat ze precies begrijpt. Mijn manier van leven, of mijn vermeende gestalk. 'Ik weet het, mam,' antwoord ik met dikke keel. Maar ik wil nog steeds niet dat ze komt. Ik kan het niet aan. 'We spreken elkaar morgen, goed? Ik zal je op de hoogte houden.'

'Je weet toch nog wel dat je vader ook een keer weg was?'

'Ja. Toen was hij bij een andere vrouw, dat is heel wat anders. Sam heeft al een andere vrouw.'

'Nou, er waren altijd andere vrouwen, hoor. Hij hield het niet bij eentje. Maar ja, het waren andere tijden. Sommigen van die vrouwen zaten gewoon bij mij aan tafel. Ik wil maar zeggen, misschien is er nog wel een derde vrouw.'

'Op Ibiza was een man die van de ene op de andere dag emigreerde. Hij kon het hectische stadsleven niet meer aan. Nu onderhoudt hij tuinen en doet hij klusjes daar. Hij is gelukkiger dan ooit.' Daniela schenkt de glazen bij. De retreat heeft haar drankgebruik niet beïnvloed.

'Zo'n type is Sam ook. Loser. Anne, het klinkt hard, maar wees blij dat je geen kind met hem hebt. Dan had je pas een probleem gehad.' Don graait in de grote bak chips die op tafel staat.

'Ik denk niet dat Anne iets aan dit soort verhalen heeft, jongens,' zegt Jazz. 'Volgens mij moeten we helpen hem te vinden.'

'Daar is de politie voor. Wat ik het belangrijkst vind: hoe beperken we de schade voor Anne. Dat stalkverhaal, waar komt dat vandaan?' zegt Don.

'Ik zit er gewoon bij, hè, jullie kunnen ook tegen me praten in plaats van over me.'

'Kan hij niet in de gracht gevallen zijn, zoals die kerels vorig jaar die ineens verdwenen waren?' Mabel staat op en opent mijn koelkast. 'Zal ik een soepje maken? We moeten iets eten.'

'Ja,' roept Daniela, 'die mannen die in de gracht plassen en er dan in donderen. Drie waren het er volgens mij, in twee maanden tijd.'

'Hoe vaak moet ik nog zeggen dat die lul helemaal niet dood is? Hij speelt een spel. Hij wil Anne... eh sorry, jou, kapotmaken.'

Mijn hoofd staat op springen. Ik wil dat ze allemaal weggaan en tegelijk wil ik dat ze blijven. Ik wil alleen zijn in een huis vol leven.

'Ik heb hem ook gestalkt,' zeg ik. 'Ik heb zijn Facebook bekeken, zijn Instagram, zijn e-mail, zijn Twitter... stond allemaal gewoon open. Ik heb zijn Spotify afgeluisterd, geprobeerd zijn gemoedstoestand te raden aan de hand van zijn playlist. Ik ben achter hem aan gefietst, heb voor haar huis gezeten. Ik wilde het zien. Omdat ik het niet kon geloven.'

'Dat noem ik geen stalken,' zegt Jazz.

'Nou, *Boulevard* wel,' gilt Don.

'Je moet het loslaten,' bezweert Daniela.

'Maar even serieus, waaróm zou Sam Anne kapot willen maken? Wat is zijn motief?' vraagt Jazz aan Don.

'Hij wil zelf in de schijnwerpers staan. Hij haat haar om haar succes, omdat ze alles heeft wat hij niet heeft. En omdat hij het niet kan uitstaan dat hij van haar houdt. Dus moet ze kapot.'

'Daar hebben alle mannen last van,' zegt Mabel van achter het fornuis. Don staat op en loopt met zijn telefoon naar de voorkamer.

'En denk je dat een slappeling als Sam tot zoiets doordachts in staat is?' vraagt Daniela. Ik denk aan de woorden van mijn moeder. Er waren altijd andere vrouwen. Misschien geldt dat ook voor Sam.

'Anne!' roept Don. Ik loop naar hem toe met de lichte hoop dat er nieuws is over Sam. Hij ijsbeert door de kamer. 'We moeten zo opbreken. Dit was Enrico. Of je vanavond in *Late Night* wilt. Ik ben zo brutaal geweest om te zeggen dat we er zullen zijn.'

'Jezus, Don.' Ik heb gedronken. Ik voel me een dweil. 'Gisteren zat ik bij *Pauw*. Is het niet een beetje overdreven?'

'Ja, sorry hoor, maar we moeten damage control doen. Enrico gaat je echt geen vervanger van Humberto maken als je overal omschreven wordt als stalkende gek. Je moet iets zeggen over Sams verdwijning, waarom je daarover gisteravond bij *Pauw* hebt gezwegen. Dat gaat al rond op Twitter, hè? Ik weet dat het moeilijk is. Maar jij kunt het. Jouw kant van het verhaal, een oproep doen, vragen of iedereen naar Sam wil uitkijken, dat werk.'

'Is het niet beter om helemaal uit beeld te blijven?'

'We moeten de regie terugpakken. Dit soort verhalen kunnen we niet gebruiken. Openheid van zaken, dat is het beste. Laat zien dat jij je ook zorgen maakt. Anders denken de mensen dat je ergens in een of andere kelder Sam aan het martelen bent.'

Ik kijk hem aan. Zijn ogen lijken uit hun kassen te stuiteren. Don is de pitbull onder de managers. Hij heeft zichzelf aan me verkocht toen ik de eerste keer Nieuwsvrouw van het Jaar werd en de media en het publiek me plots omarmden. Don zei toen dat niemand langs hem kwam. Hij noemde zichzelf een 'menselijke Fort Knox'. Nu heb ik het gevoel dat hij me uitlevert aan een roedel uitgehongerde wolven.

'We hadden toen het uitging afgesproken niet in te gaan op verzoeken om interviews over mijn privéleven,' probeer ik nog.

'Ik vrees dat je weinig keus hebt. Er valt een klein beetje terug te winnen, en alles te verliezen.'

Het flitst door mijn hoofd dat het weleens lekker zou zijn, alles verliezen. Opnieuw beginnen. Zonder druk, zonder verplichtingen, zonder verwachtingen. Ergens in het noorden van het land een hondenpension beginnen. Maar dat is natuurlijk flauwekul. Ik hou van mijn werk en het is het enige wat ik op dit moment nog heb. Bovendien laat ik me niet wegjagen door zo'n ambitieus wicht. Ik draai me om en zie Jazz staan.

'Don heeft gelijk. Fok die bitch. Ik regel het hier wel met

die twee dronken lorren.' Ze wijst met haar duim naar achteren. Uit de keuken klinkt gegiebel.

25

In de gastenkamer bij *Late Night* staat Peter R. de Vries. We geven elkaar drie kussen.
'Wat een toestand,' begint hij. Ik knik en ben me naast zijn frisse verschijning bewust van de alcohol- en nicotinelucht die om me heen hangt.
'Zeg het maar, hoor, als je mijn hulp nodig hebt.'
'De politie is ermee bezig. Maar het is niks voor Sam om zomaar te verdwijnen, zonder iemand iets te zeggen.'
'Nou, je zou ze de kost moeten geven.' Hij kijkt er streng bij, terwijl hij een slok spa rood neemt. 'Als je goed nagaat,' vervolgt hij, 'wat hij allemaal gedaan en gezegd heeft, kom je er waarschijnlijk achter dat hij wel degelijk hints heeft gegeven. Mocht hij bijvoorbeeld zichzelf iets aan willen doen.'
'Er is nogal wat gebeurd de laatste tijd,' zeg ik en ik schenk voor mezelf ook een spaatje in.
'Ja, ik heb het gehoord. Sorry. Het is niet bepaald binnenskamers gebleven.'
Ik haal mijn schouders op. 'Het hoort erbij, blijkbaar.'
'Dat hij nergens gezien is kan slechts twee dingen betekenen, als je het mij vraagt.'
Ik vraag het hem niet.

'Hij is dood, of ontvoerd.' Bij het woord 'dood' draait mijn maag om.

'Of hij houdt zich schuil,' voeg ik er zachtjes aan toe. 'Dat kan toch ook?'

Peter kijkt me onderzoekend aan. 'Waarom zou hij dat doen?'

'Weet ik veel. Hij wordt vader, hij heeft mij net verlaten, hij kan toch in een soort overspannen staat hebben gedacht: zoek het allemaal maar uit, ik ben weg?'

'Dan is het wel een enorme slappeling, Anne. Wie laat zijn geliefden nu zo in onwetendheid en angst achter?'

'Ja,' stamel ik en het is alsof ik voor het eerst getroffen word door het besef aan wat voor man ik jaren van mijn leven heb gegeven. Een drol van een vent. Een slapjanus van de eerste orde. Niets heb ik aan hem gehad. En nu brengt hij me, met zijn zogenaamde vermissing, ook nog eens ten val.

De productieassistente tikt me op de schouder en vraagt of ik meeloop naar de visagie.

'Tot straks,' zegt Peter.

Lopend door de gang, op weg naar de make-up, word ik steeds kwader. Op mezelf. Van wie heb ik nu gehouden? Wat heeft Sam mij gegeven, gebracht, geleerd? Hij heeft me alleen maar dingen afgenomen. Mijn hart aan diggelen gestampt, net als mijn hoop ooit nog moeder te worden, een gezin te vormen, mijn geloof in liefde voor altijd. Wat mankeert mij dat ik dit niet eerder zag, dat ik mezelf kennelijk zo weinig gun?

Voor we aan tafel schuiven omarmt Humberto me in de coulissen. 'Meisje, het zit jou echt niet mee, hè?'

'Niet bepaald, nee.'

'Maar daar gaan we verandering in brengen, hoor. Je gaat met Enrico praten, toch? Ik zou het zo cool vinden, als je het doet!' Daarna rent hij de zaal in en wordt daar met luid applaus ontvangen. Hij kondigt Lucy van de Wiel aan, onderzoekster aan de universiteit van Cambridge, die een proefschrift heeft geschreven over het invriezen van eicellen. Peter R. de Vries heeft een nieuw programma, *Internetpesters aangepakt*, en Halbe Zijlstra praat voor de verandering over het vluchtelingenbeleid. 'En last but not least, Anne Koster, jullie welbekend, komt praten over de vermissing van haar ex-vriend. Anne Koster, dames en heren.'

Ik loop het licht in, zet mijn sprankelgezicht op en kijk de mensen waar mogelijk recht aan, als om hen te overtuigen van mijn geestelijke gezondheid. Eenmaal aan tafel geinen we wat terwijl ik een comfortabele positie zoek op de hoge stoel. Ik schuif naar voren, mijn buik tegen de rand van de tafel, mijn bekken gekanteld, opdat ik zo rechtop mogelijk zit. Ellebogen op tafel, borsten vooruit. Glas water binnen handbereik. De show kan beginnen.

'Sinds enkele dagen is Sam Knippenberg, reclameman en de ex-vriend van Anne Koster, spoorloos verdwenen. Zijn nieuwe vriendin plaatste emotionele oproepen op Twitter en Facebook, die massaal werden gedeeld en ervoor zorgden dat de verdwijning van Sam trending topic werd. Helaas heeft dit alles nog niet geleid tot zijn opsporing. Anne, welkom. Kun je ons vertellen wat dit met je doet?'

Ik schraap mijn keel en druk mezelf nog dichter tegen de tafel. Mijn schouders voelen als beton. 'Tja, Humberto, heel veel, kan ik je zeggen. Het is een raadsel dat mij en Sams vrienden en familie dag en nacht bezighoudt.'

Humberto kijkt me meelevend aan. Ik ben het emo-

moment. De andere gasten staren naar me met zo'n zelfde blik, vol geveinsde empathie. Iedereen in de zaal lijkt de adem in te houden. Op alle schermen verschijnen foto's van Sam. Ook een van ons samen, op een of andere rode loper. We lachen beiden dolgelukkig naar de camera. Zijn beeltenis raakt me.

'Ik begrijp dat het nogal veel is voor je.' Humberto legt zijn hand op mijn pols en ik herpak me.

'Het zijn rare tijden. We zijn nog maar net uit elkaar, ik was even niet voorbereid op die foto van ons samen. Maar goed, ik zit hier niet om herinneringen op te halen aan onze fijne tijd. Ik zit hier om de kijkers te vragen of ze iets hebben gezien, gehoord of gevonden dat kan leiden tot het vinden van Sam.'

'Het verhaal gaat dat jij hem voor het laatst gezien hebt.'

Ik knik. 'Hij kwam onverwachts op bezoek. Zoals je weet woont hij niet meer bij mij... We hebben gepraat. Koffiegedronken. Hij vertelde dat hij vader wordt. En op een bepaald moment is hij weer vertrokken. Naar ik aanneem op weg naar huis, of zijn kantoor.'

'Dat moet een emotioneel gesprek geweest zijn...'

'Ja. Maar we hebben het in harmonie afgesloten en volgens mij was hij niet in de war of zo, toen hij wegging.'

Ik zie Humberto aarzelen. 'Sorry, Anne, maar ik moet het vragen. Er is door omwonenden geschreeuw gehoord...'

'Sam en ik zijn net uit elkaar. Ik hoorde dat zijn nieuwe vriendin zwanger is. Dat werd door mij niet meteen met gejuich ontvangen.'

Op de schermen een foto van Sammy. Blakende jeugdigheid.

'Zijn vriendin Sammy heeft vanavond aan *Boulevard* verteld dat jij Sam gestalkt zou hebben.'

Ik wil door de grond zakken en voor eeuwig verdwijnen. Hier was ik op voorbereid, maar nu het me live op tv gevraagd wordt heb ik het gevoel naakt aan tafel te zitten.
'Zoals ik al zei, we zijn net uit elkaar. Ik ben verlaten voor een andere vrouw. Ik heb er ontzettend veel verdriet van, en ben ook wel wanhopig geweest. Dan doe je soms dingen die niet horen, ik ben geen heilige. Maar wat ik heb gedaan is niet heel veel anders dan wat zoveel mensen doen als ze net gedumpt zijn.'
'Zoals?'
''s Nachts door zijn straat fietsen. Berichtjes sturen, opbellen, zijn Facebookpagina bekijken.'
'Mag ik even, Humberto?' Peter R. windt zich zichtbaar op. 'Ik vind dat tegenwoordig nogal snel met de term stalken wordt gesmeten. Mensen vergeten dat stalking een serieus vergrijp is. En wat ik ook een beetje hypocriet vind: iedereen kwakt maar van alles online, het is een grote etalage, maar als je er dan naar kijkt, of er iets van zegt, noemen ze het ineens stalken en beginnen ze over privacy. Stalken is iemand hinderlijk volgen en/of ernstig lastigvallen. Daarvan is in dit geval geen sprake, volgens mij.'
Ik kan hem wel zoenen.
'En laten we niet vergeten dat bij een bekende vrouw zoals jij alles onder een vergrootglas komt te liggen,' voegt Humberto eraan toe.
Ik haal diep adem en voel hoe het geluidskastje dat ze aan mijn bh-bandje hebben gehangen langs mijn ruggengraat naar beneden glijdt. 'Om terug te komen op de reden waarom ik hier zit: de verdwijning van Sam. Ik hoop dat iedereen die meer over hem weet zich meldt. Ik hoop dat de politie de urgentie gaat inzien, want zij doen nog vrij weinig.'
'Dat kan ook niet,' zegt Peter R., 'in verband met de

privacy. Iedereen heeft er recht op tijdelijk van de radar te verdwijnen. Van de 16.000 vermiste personen per jaar komt 85 procent binnen achtenveertig uur weer thuis. Zolang er geen harde bewijzen zijn voor levensdreiging, gaan ze ervan uit dat de vermiste zelf gekozen heeft voor deze situatie.'

'Dank je wel, Peter, en Anne. Nogmaals mensen, kijk allemaal uit naar Sam Knippenberg, die inmiddels al tweeënzeventig uur verdwenen is. Op onze website vindt u het nummer van de politie, dat vierentwintig uur per dag bereikbaar is.'

Humberto en ik kijken beiden aangeslagen in de camera.

26

Het is nog donker als mijn bel meerdere keren gaat. Ik kijk op mijn telefoon. Vijf uur. Ik lig net drie uur te slapen, op een halfje alprazolam. Door de verdoving heen dringt de werkelijkheid binnen. Nog voor ik mijn ogen open weet ik dat het Sam is. Ik spring op en hol naar de intercom, waar ik de deur open zonder op het schermpje te kijken of mijn vermoeden juist is. Ik schiet mijn ochtendjas aan. Pas als er niemand reageert op mijn hallo, realiseer ik me hoe stom het is om zomaar open te doen. Altijd eerst op het beeldscherm kijken, hoe vaak heeft Sam me dat niet bezworen? Maar hij is het zelf. Hij moet het zijn. Hij heeft *Late Night* gezien en zich bedacht.

Ik hoor gescharrel in de keuken. De ijskast wordt geopend. Iemand trekt een blikje open. Ik ga de trap af.

'Sam?' roep ik. 'Ben jij het?'

Ik hou me vast aan de leuning.

Wanneer ik opkijk, zie ik haar staan, onder aan de trap. Dunner dan in mijn herinnering en ook ouder. Ze staart me met felle ogen aan. 'Ja, dat is schrikken, hè zus! Die zag je niet aankomen.' Ze lacht, hard en schor, en heft het blikje bier naar me.

Ik heb haar ruim een jaar niet gezien. Na de zoveelste terugval en de bijbehorende woedeaanvallen aan mijn adres gaf ik het op. Ze noemde me een koude doos, een ijskoningin, een egocentrisch kutwijf, verslaafd aan roem en aandacht, de reden van haar ongeluk en verslaving. Dit was niets nieuws voor mij. Wat wel nieuw was, was de totale ongevoeligheid die ik hiervoor ontwikkeld bleek te hebben. Ik was tot dan toe meegegaan in de familieziekte die alcoholisme heet. Zo verslaafd als mijn zus was aan drank, drugs en de haat voor mij, zo verslaafd waren mijn moeder en ik aan het zorgen voor haar. Wij voelden ons overal verantwoordelijk voor: haar gezondheid, haar schulden, haar falende moederschap, haar terugvallen en haar van woede en wanhoop doordrenkte *binge*-weekenden, waarin ze zich ergens opsloot met een paar dozen witte wijn, een paar pakken coke en oxazepam en haar laptop, om zich op social media te beklagen over haar leven of te dreigen er een einde aan te maken. En waar zij met verdovende middelen *bingede, bingeden* wij met paniek. We moesten haar vinden. Het was onze schuld. Hadden we dit of dat maar niet gezegd, gedaan, gedronken, gedragen, gepost, getoond. Altijd vonden we haar. Een daadwerkelijke zelfmoordpoging heeft ze nooit gedaan. We brachten haar naar Solutions en werden vaak teruggestuurd. Je zus moet zelf willen. Ze is nog niet zover. Mijn arme moeder. Ik heb haar in de steek gelaten op de dag dat ik ontdekte dat het me koud liet dat mijn zus weer aan het drinken was en ze mij een arrogante hoer noemde. *Dit leven heeft me niets gebracht behalve pijn. Ik ben het zo zat*, appte ze, waarop ik haar nummer blokkeerde. Ik kon het niet meer.

'Zo te zien is je zoveelste afkickpoging mislukt,' mompel ik. De alprazolam maakt dat ik nauwelijks onder de indruk ben. Wel teleurgesteld. Het is Sam niet. Ik wil langs haar heen lopen.

Sophie pakt me vast en geeft me een hug. 'Zussie. Ik heb je zo gemist.' Ze ruikt naar frituur en wijn.

Ik maak me los uit haar omhelzing en loop naar de ijskast. Ik ben zo afgericht om geen alcohol te drinken waar mijn zus bij is dat ik aarzel om een glas witte wijn in te schenken. Maar ze is toch niet meer te redden.

'Maak jij jezelf maar niet wijs dat je beter bent dan ik,' zegt ze op schelle toon. Ze wijst naar mijn glas. 'Jij bent ook gewoon een *functioning alcoholic*.'

Deze discussie hebben we al een miljoen keer gehad.

'Wees eerlijk. Je kunt er niet mee stoppen. En nu die vent van je ervandoor is? Nu heb je weer een *perfect excuse to drink*.' Mijn zus kent haar AA-klassiekers, die om de een of andere duistere reden altijd in het Engels gedeclameerd moeten worden.

'We zijn hetzelfde, Anne. We maken alles kapot. Wij hebben pa's bloed in ons.' Ze vouwt zich op in mijn leesstoel. 'Ja, als Mohammed niet naar de berg komt, komt de berg naar Mohammed,' zegt ze triomfantelijk.

'Jezus, Sophie, het is vijf uur. En zat jij niet in Voorthuizen?' Ik steek een sigaret op.

'Doe je dat nog steeds? Dat is gelukkig een verslaving die ik wel heb weten te overwinnen.'

Ze pakt een foto van mijn dressoir en kijkt ernaar. 'Wat een hufter, hè, die Sam van jou.'

Ik weet niet wat ik moet doen. Ik voel dat ze op oorlogspad is, maar haar op straat zetten durf ik niet. Ze heeft al eens eerder hier op de gracht staan schreeuwen. 'Soof, waarom ben je weggelopen?'

'Weglopen? Dat doet een hond. Ik ben weggegaan. Overigens geheel met permissie. Op weekendverlof.'

'En mag je op weekendverlof weer drinken?'
'Ik mag alles. Ik ben volwassen, weet je nog?'
'Maar waarom ben je hier, midden in de nacht?'
Ze haalt haar schouders op. 'Waarom heb jij me laten zitten?'
'Daarover praten we wel een keer als je nuchter bent. Kom op, moet ik iemand bellen? Je terugbrengen?'
Ze schudt haar hoofd als een boze driejarige. 'Ik wilde met jou praten. Ik zat in de trein naar Heiloo en toen besloot ik in Amsterdam uit te stappen.'
'Is mama nu niet doodongerust? En Ricky? Die kun je toch ook niet laten zitten?'
'Zij weten het niet. Dat ik verlof heb.'
Haar verhaal klopt voor geen meter. Maar discussiëren is zinloos.
'Ik wilde gewoon weten waarom je me in de steek hebt gelaten.'
'Ik heb je niet in de steek gelaten. Jij hebt me weggejaagd met je tirades en verwijten. Ik kon het niet meer.'
Ineens staat ze op en loopt naar de wc. Ik weet wat ze daar gaat doen. Als mijn zus naar het toilet gaat, houdt iedereen z'n hart vast. Ik denk aan de woorden van haar counselor destijds. Laat haar niet binnen als ze in gebruik zit. 'In gebruik zitten' is een eufemisme voor stoned of dronken zijn, zoals terugval een eufemisme is voor een mislukte afkickpoging.
Ze komt terug en ijsbeert nerveus door de keuken. Onder mijn alprazolam-waas doemt een gevoel op dat ik ken. Mijn vader kon ook zo rusteloos door de ruimte lopen. Ieder moment ontploffen, hoezeer wij ook probeerden zijn opkomende woede te dempen met dekens van gefingeerde rust en liefde.
'Maar wat ik net zei, hè, over pap... Mama begon erover,

vorige week, toen ze bij me op bezoek was. Heb je het hier weleens over je vader, vroeg ze. En toen dacht ik: nee. In al die jaren van hulpverlening heb ik het nauwelijks over hem gehad. Althans, niet over zijn gewoonte me door de kamer te meppen. Gek hè? Ik heb wat *lousy* shit opgebiecht in de groepssessies, maar voor het feit dat mijn vader me geregeld in elkaar timmerde schaam ik me. Ook tegenover jou. En tegenover mama.'

Mijn moeder, met haar plotselinge behoefte de stilte rondom onze vader te doorbreken. En bedankt, ma. 'Ik schaam me ook, Soof. Ik schaam me omdat wij het lieten gebeuren.'

'Ja. Ik meen me te herinneren dat jij altijd blij was dat je de dans ontsprong. Hij pakte jou nooit. Jij was het goede kind.' Ze pakt nog een blikje bier uit de ijskast.

'Jij kon hem aan.' Ik hoor het mijn moeder weer zeggen. Ik kon hem helemaal niet aan. Ik had simpelweg het geluk dat hij mij spaarde. Ik wil er niet naar terug, naar dat donker. Naar het kind dat ik was, jaloers op de pijn van mijn kleine zusje. Waarom was ik zijn klappen niet waard?

'We zijn een *fucked up* stelletje, zus. Maar ik vergeef het je, hoor. Want je bent net als ik. En daarom mis ik je ook zo. Niemand weet beter hoe het is... En we hoeven elkaar niets uit te leggen.'

'Maar waarom ben je dan altijd zo woedend op mij?'

'Omdat het in ons bloed zit, de haat. Die drang om uit te halen, om pijn te doen, om kapot te maken. Jij doet het ook.'

Er is geen 'ons', wil ik zeggen. Ik ben niet zoals jij.

'Het is ons toch met de paplepel ingegoten? Je moet je er niet zoveel van aantrekken. Dat zei mam altijd. Of dat hij het niet zo bedoelde. Nou, ik bedoel het ook niet zo.' Ze gaat zitten in mijn luie stoel, legt haar hoofd tegen de scha-

penvacht en sluit haar ogen. Door haar lichaam trekken kleine schokjes.
'Slaap je nu?' vraag ik.
Ze antwoordt niet.
Ik sta op en loop naar haar toe. Leg mijn hand op haar kleine hoofd.
'Godverdomme, zus,' zeg ik. Ik zie haar borst op en neer gaan. Ze leeft dus nog. Ik pak de roze deken van de bank en leg hem over haar heen.

Ik word wakker van mijn telefoon. Het is mijn moeder. Ik hoor aan haar stem dat ze gehuild heeft.
'Sorry, lieve Anne, dat ik je zo vroeg stoor...'
'Geeft niet, mam.'
'Heb je toevallig iets van je zusje gehoord?'
'Ze is hier.'
'O!' Het komt eruit als een oerkreet. Ze geeft zich over aan verdriet.
'Mam, het is goed, mam, niet zo huilen.'
'Lieverd, ik dacht... O god. Ik dacht echt... Haar counselor belde. Ze is al dagen zoek. Ze wilden me eerst niet ongerust maken. Hoe is ze? Onder invloed? Jezus, mijn hart...'
'Ze slaapt. Ze is oké. Ik vrees wel dat ze weer gedronken heeft. En de rest.'
'Dat ze naar jou is gegaan, dat betekent wel iets, Anne,' zegt mijn moeder met een geknepen stemmetje. 'Ze mist je zo.'
'Ja, mam.'
'Kan ik haar spreken?'
'Ik ga kijken.'
In de stoel ligt ze niet meer. 'Wacht even, mam, misschien is ze boven.' Ik ga het hele huis door. Dan zie ik het

briefje liggen op de keukentafel. 'Mam, ik bel je zo terug, goed?'

Zussie van me.
Ik ben weer pleite, zoals je ziet. Het was goed je te zien en te spreken, maar ik kan helaas niet blijven. Zeg tegen mam dat het goed komt, ik ga terug naar Voorthuizen. Ik heb op mijn manier geprobeerd iets goed te maken met je. Ik weet dat we helemaal niet hebben gesproken over de problemen waarin je nu verkeert, en vannacht heb ik gezien hoe eenzaam en ongelukkig jij bent. Sorry dat ik niet het zussie kan zijn dat je nodig hebt. Maar op een dag zul je inzien dat ik er meer voor je was dan je nu denkt.
Dikke kus en ik beloof je dat ik weer in herstel ga.

Even lijkt het alsof het allemaal niet waar is. Ze is hier niet geweest. Misschien ben ik echt gek aan het worden. Maar dat briefje, dat kan alleen zij geschreven hebben. Ik bel mijn moeder terug met de mededeling dat Sophie terug is naar Voorthuizen.

'O god, gelukkig. Kind, ik ga er nog eens aan onderdoor. Dan ga ik daar maar gauw heen, schat.'

'Oké, mam.'

'Ehm, nog iets gehoord over Sam?'

'Nee.'

'Lieverd, jij moet ook door een hel gaan. En dan dit er nog bij.'

We hangen op. Ik staar naar de twee lege bierblikken naast de stoel. Ze was hier.

Onder de warme stralen van de douche kijk ik naar het kruis in mijn dijbeen. Eromheen zitten nu blauw-gele plekken. De wond zelf heelt goed. Ik denk weer aan haar woorden. 'Wij zijn hetzelfde. We maken alles kapot. We hebben pa's bloed in ons.' Mijn vader deed haar pijn. Ik doe mezelf pijn. Ben ik daarom net als zij? De optelsom van mijn verleden?

27

Op de mat ligt *de Volkskrant*. Sams verdwijning beslaat slechts een klein hoekje van de voorpagina. Ik pers een paar sinaasappels en neem mijn dagelijkse batterij supplementen in met het sap. De zon schijnt op mijn eettafel, waaraan ik ga zitten met mijn kommetje yoghurt. Ik blader door de krant, maar kan me niet concentreren op de letters. De iPad ligt naast me. Ik kan het niet laten, ik ontgrendel hem. *Telegraaf.nl* opent met: STALKTE ANNE KOSTER HAAR VERMISTE EX? *Nu.nl* kopt: VERDWEEN EX ANNE WEGENS STALKEN? En *The Post Online*: HET DRAMADOSSIER ANNE KOSTER. HOE EEN MISLUKTE TALKSHOWHOST ZICH VERLOOR IN DE LIEFDE. Twitter open ik maar niet. In plaats daarvan steek ik een sigaret op en loop mijn tuin in. Ik denk aan de hamster die ik vroeger had, in een roze kooitje met looprad. Ik noemde haar Dolly, en Dolly verstopte zich het liefst dag en nacht in het nestje dat ze van houtkrullen en papiersnippers gebouwd had. Saai vond ik dat. Ik wilde naar haar kijken, ik wilde dat ze eindelijk eens het looprad in ging. Met een satéprikker porde ik haar wakker en joeg haar het nestje uit. Zoals Dolly, zo voel ik me nu.

Don appt dat hij eraan komt, ik app terug dat ik inmiddels het liefst zelf zou verdwijnen. Ik bel mijn moeder.

'Schatje, ik zit in de trein. Wat lief dat je belt.'
'Al iets van Sophie gehoord?'
'Nee, maar ik heb een afspraak met haar counselor.'
'Jij zei dat ze al enige dagen zoek was... Hoelang precies?'
'Ze zeiden sinds vrijdag.'
Zes dagen. Op de dag van Sams verdwijning zwierf zij al rond.
'Maar hoezo?'
'Ach, niks. Ik vind het gek dat ze je niet eerder op de hoogte hebben gesteld.'
'Ja, kind, ik ook. Maar wat kunnen we doen? Ze is volwassen. En zoals Peter R. de Vries gisteravond zei bij *Late Night*, ieder mens heeft het recht een paar dagen van de radar te verdwijnen.'
Mijn moeder. De eeuwige vergoelijker.

Normaal gesproken ga ik op woensdagen altijd naar de Ten Katemarkt. Ik drink er koffie, haal een warm speltbroodje, de beste hummus van de stad en een biologische kip, die ik thuis vul met knoflook, citroen, rozemarijn en roomboter en in de oven braad, alleen al vanwege de heerlijke geuren. Sams lievelingsgerecht. Soms gingen we samen. Dan pakte ik zijn hand, hoewel ik wist dat hij het aanstellerij vond, hand in hand lopen. Als ik herkend werd met Sam erbij, was ik stiekem blij. Gezien worden met je geliefde geeft een groot gevoel van bevestiging.
Nu is naar buiten gaan een onmogelijkheid geworden. Ik kan me er natuurlijk ook geen reet van aantrekken, van het gestaar, het gefluister en de brutalen die het aandurven me aan te schieten, maar ik ben er te zwak voor. Ik app Don om te vragen of hij een broodje voor me mee wil brengen, en een pakje Marlboro light. *Yo*, krijg ik terug.

'Je moet wel naar buiten blijven gaan,' zegt Don en hij zet een boodschappentas op tafel. 'Ik heb brood, aardbeien, een groene smoothie, yoghurt en een bak lasagne. Maar morgen ga je gewoon weer zelf. Als je je verstopt, komt dat heel verdacht over.' Hij gaat zitten en zucht hartgrondig.

'Het is wel wat, Anne.'

Ik zet koffie en we steken allebei een sigaret op.

'Ik weet echt niet zo goed meer hoe ik deze situatie moet *handelen*.' Don inhaleert diep.

'Mijn zus was hier vannacht. Of liever gezegd, vanochtend vroeg.'

'Echt? Die junk?'

Het raakt me, hoe hij junk zegt, hoewel ik haar in mijn woede ook weleens zo heb genoemd. Ik mag dat. Hij niet. 'Ze is geen junk. Ze is ziek.'

'O, nou, ook goed, hoor. Maar zij is toch...' Ik zie aan zijn gezicht wat hij wil zeggen. Gestoord. Zo gek als een deur. Volledig van het padje.

'Ze was dronken. En stoned, denk ik. Ze is weggelopen uit Voorthuizen. Al een week geleden.'

Don trekt zijn wenkbrauwen op terwijl hij me aankijkt. 'En waar was ze die hele week?'

'Geen idee. Vroeger verdween ze weken achter elkaar om ergens in een armoedig pension te drinken en weet ik veel wat nog meer.'

Hij is lang stil. 'Wel toevallig.'

'Sophie heeft problemen, maar ze doet geen vlieg kwaad.'

'En waarom vertel je me dit dan? Jullie hebben toch ruzie?'

'Ik weet het niet, Don... Ze weegt veertig kilo. Nee. Shit, ik heb al spijt dat ik het gezegd heb. Ik begin echt paranoïde te worden, geloof ik.'

Ik pak alles uit de plastic tas en zet het in de ijskast.

Don krijgt een bericht en staart naar zijn telefoon. 'Ah, de politie komt in actie. Ze vragen buurtbewoners of ze beelden van hun beveiligingscamera's willen vrijgeven. En naar aanleiding van de uitzending gisteren is er een tip binnengekomen. Sam is gezien die avond. In een of ander café hier vlakbij.'

'Welk café? Er zijn er een stuk of honderd in deze buurt.'

'Iets met stoepje?'

Ik sla een hand voor mijn mond. Het gaat vanzelf.

'Wat is er? Ken je dat café?'

Ik stamel. 'Nee. Ik weet niet. Vaag.'

Er zijn dingen die Don niet van me weet. Het zijn er niet veel, maar mijn bezoekjes aan Het Stoepje hou ik liever voor mezelf. Omdat hij het me af zou raden daarheen te gaan. Niet goed voor mijn imago. Holleeder kwam er vroeger. Ik vind het prettig om een klein stukje leven te hebben waar geen spotlights op gericht zijn. Waar ik niet Anne Koster ben. Waar mijn agent zich niet mee bemoeit. Waar niet iedereen het met me eens is, of begint te stamelen van ongemak. Met Sam ben ik er een paar keer geweest, maar hij begreep mijn liefde voor deze mensen niet en zij begrepen weinig van hem. Hun snoeiharde Jordanese humor vond hij intimiderend. Hij zal er toch niet met Sammy heen gegaan zijn? Naar míjn plek? Een beetje stoer doen om te laten zien hoe goed hij is met de locals? Hoewel ik niet eens weet of dat zo is, voel ik me opnieuw bedrogen.

'Laten we erheen gaan.' Don staat met een ruk op.

'Nu?'

'Ja, nu ja.'

'Ik zie er niet uit.'

'Mens, je ziet er fantastisch uit.'

'Kunnen we dit niet beter aan de politie overlaten?'

Hij kijkt me woedend aan en gooit zijn armen in de lucht als hij begint te schreeuwen. '*Goddammit*! Wat wil je nou, Anne? Wil je Sam vinden? Wil je je carrière terug? Of wil je de rest van je leven doorgaan als de gek? Ik kan dit niet. Hier steeds weer zitten wachten op... wachten op wat, An? Ik heb meer te doen! En jij sleurt me mee de afgrond in!'

'Rustig maar...'

'Nee, niet rustig maar. Je staat nu op, trekt iets fatsoenlijks aan en gaat naar die kroeg. Jij krijgt meer los dan de politie. Zijn ze niet zo dol op daar, hoor, op smerissen.'

Ik neem met trillende hand een laatste slok van mijn koffie en sta ook op. 'Oké, ik ga erheen. Alleen niet met jou.'

'Waarom niet? Wat is dit nu weer?'

'Ik ken de eigenaar goed, al heel lang, en hij vertrouwt me. Als ik met jou aankom... Ik denk niet dat jij zijn type bent.'

'Net zei je nog dat je die tent vaag kent.' Don perst zijn lippen op elkaar. Dan vouwt hij zijn handen en zet ze tegen zijn kin alsof hij bidt. 'Waarom blijf je maar liegen tegen me?'

'Ik lieg niet. Jezus. Mag ik soms ook nog iets voor mezelf houden? Het Stoepje is mijn plek. Al heel lang. Ik wil niet dat iedereen dat weet.'

'We moeten Sam vinden, Anne. Levend. God, wat heb ik hem altijd gehaat. Ik wist het gewoon. Ik zag het aankomen. En nu heeft hij het voor elkaar. Alles draait om hem. Jij wordt weggezet in het omroepmuseum als stalkende bitch, hij is straks de held. Ik zweer het je.'

Voorzichtig leg ik mijn hand op zijn rug. 'Ik ga me nu even opknappen. Het komt goed, Don.'

Hij schudt zijn hoofd. 'Ik betwijfel het.'

'Je twijfelt toch niet aan mij?'

Hij kijkt me aan terwijl hij op zijn lip bijt. 'Om eerlijk te zijn, het kost me moeite je te blijven geloven.'
'Wat? Don? Hoe bedoel je dat?'
We staan tegenover elkaar. Ineens als vreemden.
Don wurmt zijn handen in de zakken van zijn te strakke spijkerbroek. 'Er kloppen dingen niet, Anne. Sinds Sam bij je weg is. Bijvoorbeeld: je hand in het verband. Dat hij hier geweest is vlak voordat hij verdween. Het shirt waarvan Sammy beweert dat ze het hier heeft zien liggen. Het feit dat je hem gevolgd bent 's nachts. Je hackt zijn Facebook, belt hem non-stop. Maar ik zie geen verdriet. Geen verslagenheid. Ik zie alleen maar woede en... Ja, sorry hoor, ik zeg het maar gewoon: gekte. En zo ken ik je niet. Je bent normaal de onderkoeldheid, de ratio zelve. Er is iets met je gebeurd en nu jaag je iedereen bij je weg. Mij ook. Bijvoorbeeld net nog insinueerde je dat je zus er iets mee te maken zou kunnen hebben. Je kunt mij vertrouwen, Anne, echt. Al heb je Sam omgebracht, of alleen maar de stuipen op het lijf gejaagd, je kunt het me zeggen. Als je eerlijk tegen me bent, ga ik voor je door het vuur, dat weet je. Help ik je zelfs zijn lijk te verbergen. Bij wijze van spreken dan, hè.'
Ik pak een rafelig sjaaltje van de stoel. Ik denk dat mijn zus dit vergeten is. Ik draai het om mijn vingers.
'Ja, sorry hoor,' zegt Don nogmaals. 'Je vroeg ernaar.'
Mijn handen zijn steenkoud. Mijn voeten ook. 'Je bent ontslagen,' zeg ik.
'Zie je? Dit bedoel ik nou. Je kunt me niet eens ontslaan. We hebben een contract.'
'Wat moet ik met een agent die mij niet vertrouwt?'
'Ik vertrouw je wel, Anne. Ik maak me zorgen om je, *that's all*.'

Er zijn vele varianten van eenzaamheid. Ik ken ze allemaal. Daniela heeft weleens gezegd dat ik een muurtje om me heen heb gebouwd. Dat klopt. Het is de muur die noodzakelijk is wanneer je publiek bezit wordt. Als iedereen je vriend wil zijn. Een muur met een heel klein poortje, waar een enkeling doorheen mag. Op dit moment verlaten die enkelen een voor een mijn vesting.

Ik kleed me om. Een oude spijkerbroek, een zwart T-shirt en een vest dat volgens mij van Sam is. Gympen aan mijn voeten en een elastiek in mijn haar. Ik heb de puf niet me op te maken. Waar is Sam? Laat hem in godsnaam boven water komen. Voor de duizendste keer overdenk ik de laatste maal dat ik hem zag. Ik zie mezelf weer het servies van het aanrecht vegen. Het glas wijn naar zijn hoofd gooien. De bloemenvaas, de theepot. De angst in zijn ogen. Maar ook hoe hij naast me kwam liggen, de beheersing en liefheid zelve. Zijn schoot. Ik ruik zijn jeans, zijn pik, ik voel hem bijna, hoe hij bij me binnendringt, met de pik waarmee hij net nog in Sammy zat. De wraaklust waarmee ik een zuigzoen in zijn nek zette. De treurnis in mijn lijf toen ik naar het terras fietste om koffie te drinken met mijn moeder. Mijn zus was toen al op haar verslavingspad. De deur die openstond nadat ik weer thuis was gekomen. Het bacchanaal dat ik daarna aanrichtte met Jazz. Zoenen met een of ander jochie van half mijn leeftijd. Wat een puinhoop. Opnieuw ga ik de feiten af. Mijn knieën werden ineens slap als was. Ik geloof dat ze me toen op de bank hebben gelegd. En de bel ging. De buren, dacht ik op dat moment. Of een vriendje van Jazz. Ik pak mijn telefoon en app haar.

Kom je vanmiddag even langs?

28

'Daar is ze weer, hoor, onze ster.' Wim staat achter de bar. Er zitten slechts drie klanten in de zaak. Guus Meeuwis zingt over Brabant.
'Goeiemorgen, kanjer.' Wim geeft me een kus. 'Ik zag het op AT5. Ze zetten nu grof geschut in, hoor. Dat nieuwe wijffie van hem, dat is me een fanatiekeling. Bakkie?'
'Lekker, Wim.'
'Ik heb ook appeltaart, door Dien gebakken.'
'Nee, dank je.'
'Je zit toch niet op een of ander dieet, hè, met dat magere lijffie van je?'
Mijn mond lacht. 'Maak je geen zorgen.'
Wim draait zich om en begint te rommelen aan het espressoapparaat. 'We hebben een nieuwe. Want dat is wat iedereen wil hè, tegenwoordig. Moeilijke koffie. Dus. Cappuccino?'
'Fijn.'
'Ik heb zelfs cafeïnevrij, voor de zeurpieten.'
'Nee, hoor. Ik doe alles, cafeïne, nicotine, alcohol, gluten, de hele rambam.'
''t Is je niet aan te zien. Ze zijn hier geweest, hoor, de juten.' Wim zet mijn cappuccino op de bar. Met een zwie-

rig gebaar legt hij er een koekje bij.
'O ja?'
'Daarom ben je hier nu toch?'
'Ik hoorde dat Sam hier is geweest, de avond voor zijn verdwijning.'
'Precies. De juten stonden hier al toen ik ging openen.'
'Dus ze beginnen het eindelijk serieus te nemen.'
'Of je daar zo blij mee moet zijn... Kom, we gaan even naar buiten.' Hij pakt mijn hand en mijn koffie en troont me mee naar het terras. 'Ga effe zitten, meis.' Hij neemt naast me plaats. 'Luister.' Zijn stem klinkt donker. 'Ik vertrouw jou. Duizend procent. En mocht je... Ik zeg mocht, hè? Mocht je die gast een douw gegeven hebben, dan nog. Je bent familie en ik sta achter je. Maar voor de goede orde, ik geloof er niks van. Dat je het weet.'
'En wie denkt er dan wel dat ik Sam een duw heb gegeven?'
'Een douw is bij wijze van, hè. Bochie om. Weet ik veel. Ik denk dat de juten dat denken. Gezien hun vragen.'
'Ik heb Sam niet meer gezien sinds die ochtend.'
'Ik geloof je, wijffie.' Hij legt zijn grote hand op mijn pols.
'Maar ik vraag me wel af waarom je niet tegen mij hebt gezegd dat Sam hier is geweest. Familie zijnde.'
Wim schiet in de lach en daarna in een rochelende hoest. 'Hahaha, touché.' Hij knijpt in mijn bovenbeen. 'Ja, had ik dat moeten doen? Om eerlijk te zijn dacht ik: beter van niet. Hij was hier op zoek naar jou. Als een Maleier was-ie. Janken d'r bij.'
Ik versteen. 'Hij zocht mij?' Het komt er beverig uit.
Wim knikt. 'Ik zei hem dat hij zijn kansen verspeeld had. En ook dat hij je niet verdiende. En meer van dat soort dingen.'

'Maar waarom?'
'Weet ik veel. Hij had van iemand gehoord dat jij hier elke avond zat. Haha, de mensen lullen maar wat, joh.'
Met mijn vuist druk ik tegen mijn middenrif. Had ik er maar gezeten. Mijn paniekerige verdriet dringt zich weer op.
'Precies hierom dus heb ik het je niet verteld.' Wim pakt me bij mijn kin. 'Hoor je me?' Hij kijkt me ernstig aan. 'Het is niet jouw schuld.'
'Wat wilde hij dan?'
'Ach, praten, wippen, weet ik veel. Het standaardverhaal. Spijt, hij had er een puinhoop van gemaakt. Maar hij was lam. En weet je, leer mij dit soort gasten kennen. De ene dag is het dit, de andere dag dat. Ik zei hem dat hij je met rust moest laten.'
Nee, schreeuwt mijn hart. 'En toen?'
'Toen ging hij weg. Buiten heeft hij nog een tijdje met de Body gepraat.'
Ik weet niet meer wat ik moet zeggen. Wim vraagt of ik nog een bakkie wil. Ik knik en pulk de laatste sigaret uit het verfrommelde pakje dat ik in mijn tas vind.

'Wat me maar niet loslaat, Wim,' begin ik als hij terugkomt met twee koffie, 'is wat jullie hebben gezegd. Over een lesje leren. Paar dagen in een container zetten, zonder eten of drinken...'
'Dat was een geintje, mop.'
'Jij zei dat jullie daar geen geintjes over maken.'
'Nee. Klopt. Maar we hebben die bloedblaar met geen vinger aangeraakt. Was ook niet nodig. Hij had zonder onze hulp ook door dat-ie er een klotezooi van heb gemaakt.'
Ineens staat Wim op. 'Als je het over de duivel hebt... Hé, gozer. We hebben het net over je.'

De Body geeft me een handkus en pakt een stoel. 'Ik mag d'r wel bij, toch?'
'Ga toch weg, slijmbal,' zegt Wim lachend.
De Body gaat zitten. 'Ik zag het joh, op tv. Jou ook. Mooi zag je d'r uit. Zeg, moet ik mijn eigen bakkie zetten of zo?'
Wim slaat zijn vriend op de schouder. 'Komt eraan, gabber. Doe maar effe normaal.'
'Lieverd, je ziet eruit alsof je onder de tram hebt gelegen.'
Ik neem een slokje van mijn koffie. 'Zo voel ik me ook.
Wim vertelt me net dat jij nog met Sam hebt staan praten op de avond van zijn verdwijning.'
'Ja. Heel kort maar, hoor. Hij was er beroerd aan toe. Lam als een aap. Hij zocht jou. Hij moest met je praten, zei hij.'
'Hoe laat was het precies?'
'Jemig. Rond twaalven, kan ook later geweest zijn.'
Rond twaalven zat ik thuis te drinken met Jazz en haar vrienden.
'Hij zei steeds dat jij ook niet zo braaf bent als iedereen denkt. Gelukkig niet, zei ik nog.'
Ik wrijf met mijn vingers over mijn voorhoofd. Het is alsof ik onder het ijs lig. Ik kan er net niet bij. Iedere keer als ik een opening in mijn herinnering vind, drijf ik weer weg. Niet zo braaf? Wat bedoelt hij daarmee? Die ene keer dat ik tijdens een crew-weekend heb gezoend met een cameraman? Dat heb ik hem eerlijk verteld. Ik liet me meeslepen door het moment, op een strandfeestje, na vele glazen sangria en een intense salsadans. Stelde niets voor.
'Hij was d'r uit geflikkerd. Ik heb hem alleen maar gezegd dat hij een hoop goed te maken had.'
'Eruit geflikkerd? Bij Sammy?'
'Ja. Hij was thuisgekomen met een zuigzoen op z'n ponem.' De Body grinnikt. 'Vals kreng,' zegt hij, en hij knipoogt naar me.

'Weet de politie dit?'
'Wij vertellen niks aan de juten. Nooit.'
'Ook niet dat hij hier was?'
'Niet dat hij hier was. Niet dat jij hier was. Wat heb je d'r aan als wij gaan lopen roepen: ja, die Anne Koster komt hier vaak, hoor, laatst nog met d'r nieuwe vriendje. Bij wijze van spreken dan, hè. Nee, wij houwen het onder ons. Wie is dat? zeggen we. Geen idee. Ja, kan zijn dat hij hier was. Er komen hier zoveel van dat soort types. Mee gepraat? Weet ik veel. Ik praat met iedereen. Nee joh, daar blijven we buiten.'

Op mijn telefoon tref ik een bericht van Jazz aan. *Ha buuf. Ik kan vandaag niet, ben bij mijn vader. Morgenavond weer terug! Ben je dan thuis?*
Ja, antwoord ik. Ik baal. Ik moet mijn verhaal kwijt. Ik bel Daniela. Ze neemt niet op. Ik loop naar huis via de Elandsgracht en zet mijn zonnebril op. Het voorkomt niet dat een groepje vrouwen mij herkent.
'Jij bent het toch? Ja, zie je, Door, ik zei het al. Hoi. Ik ben Angela.' Een grote blonde vrouw steekt haar hand uit.
'Ans...' giebelen haar vriendinnen.
'Ja, ik doe het gewoon. Zo ben ik. Brutalen hebben de halve wereld, toch, Anne?'
Ik schud haar de hand en tover een glimlach op mijn gezicht. Als ik mijn zonnebril afzet, staren ze me allemaal sprakeloos aan.
'Nah, meid. Ik zei het, hè!' Angela overschreeuwt zich van de zenuwen. 'Meid, ik zei tegen hun, daar in de Jordaan lopen allemaal BN'ers. Nog geen minuut geleden! Weet je wie we ook al hebben gezien? Arie Boomsma!'
'Wat leuk,' breng ik uit.
'Nee, maar ik ben fan van jou, hoor. Toch, Door? Van-

ochtend in de trein hadden we het er nog over. Dat jij er niks mee te maken hebt.' Ze stoot haar vriendin aan, eveneens groot en blond.

'Ja. Ze zei het.'

'Dank je wel.'

'In het echt ben je wel... Sorry dat ik het zeg, hoor, ik flap alles er altijd maar gewoon uit. In het echt ben je normaler.'

De vriendinnengroep slaakt een kreetje. 'Jezus, Ans.'

'Ja, zo ben ik. Wil je alsjeblieft met ons op de foto?' Ze maakt een bidgebaar.

'Natuurlijk, dames. Kom maar op.'

'O, wat lief. Wat gaaf!' Meteen slaat ze een hand om mijn schouder. Hij is klam en trilt. Aan mijn linkerkant komt Door te staan. Ze ruiken naar haarlak en poeder. Een andere vrouw vraagt een voorbijganger de foto te maken. We lachen. Mijn hand op de zware heup van Angela.

'Nah, wat top dit! Dank je wel!' roept ze als het erop zit. 'Ik ga weer kijken, hoor! Als je weer een programma hebt. En ik hoop dat ze je vriend vinden!'

29

Het duurt lang voordat ze opendoet. De gasten op het terras naast haar huis staren me aan. Tussen de geparkeerde auto's zie ik een fotograaf staan. Ik blijf met mijn vinger op de bel drukken totdat de deur met een luide klik opengaat. Ik beklim de steile trap in het donkere muffe halletje. Bovenaan staat Sammy, gehuld in een pluizige badjas, foeterend dat ze hier helemaal geen zin in heeft. Ze vraagt of ik die fotograaf buiten heb gezien. Haar gezicht is gezwollen.

'Je hebt gelogen,' begin ik.

Ze leunt tegen de deurpost en ik hoor een vrouwenstem vragen wie er is.

'Wil je dit echt hier in die gore hal van je bespreken?'

Als een mokkend kind draait ze zich om, ze geeft de deur een zwaai en gaat me voor haar woonkamer in. Het is zoals ik me had voorgesteld. Studentikoos. Een bank met gebatikte doeken eroverheen gedrapeerd, rode velours gordijnen die niet bepaald in de plooi hangen, een paar uitgedroogde kamerplanten en een IKEA-bureau, waarop – naast een berg papier en tijdschriften, een pot roze spekjes en een goudvis in een kom – een aantal vieze borden en glazen staan. In een doorgezakte ribfluwelen fauteuil rekt een rode kat zich uit. Ook op het keukenblokje staat vuile vaat en

de kattenbak verspreidt een ammoniakachtige geur.
Uit de slaapkamer komt een meisje met zwart, opgeschoren haar, in alleen een wit T-shirt met daarop een rokende Kate Moss. 'Wie is dit?' vraagt het meisje aan Sammy, en ze kijkt erbij alsof ze zojuist iemand heeft zien kotsen.
'De ex van Sam.'
'En jij bent...?' vraag ik.
'Camus. Een vriendin.'
Camus, mijn hemel.
Ik kijk rond en probeer me Sam hier voor te stellen. Wat heeft hem bezield dit te verkiezen boven ons leven, ons huis, onze georganiseerde harmonie? Seks kan het niet zijn. Ons seksleven was goed. Misschien het laatste jaar iets te veel bepaald door mijn vruchtbaarheidsbehandelingen. Het is het jeugdige lijf, denk ik, als ik Sammy in de keuken zie scharrelen. Het ronde, weelderige, strakke, de bloei van haar vrouwelijkheid. Hij liet zich regeren door zijn hormonen. En de hare, kennelijk.
'Wil je dat... hoe heet ze,' – ik krijg die naam mijn strot niet uit – 'hierbij is? Bij dit gesprekje?'
'Ik heb geen geheimen voor Camus.'
'Ik ga wel even naar hiernaast, hoor.'
Camus schiet in een paar sneakers en een vest. 'Kan ik je alleen laten hier, Sam?' Ze knikt mijn kant op.
'No worries,' zegt Sammy.
'Die kattenbak kan wel een verschoninkje gebruiken, zo te ruiken,' zeg ik.
'Stop met die bullshit. Wat wil je weten van me?' zegt Sammy en ze zet een grote pot thee op tafel. De vuile bekers en borden verplaatst ze naar de keuken.
'Waarom je gelogen hebt tegen mij. En tegen de politie. Jij hebt hem als laatste gezien. En de deur uitgezet.'

'Wie zegt dat?'
'Een man die hem gesproken heeft. 's Avonds. In de kroeg.'
'In die zielige tent van jou? Ik hoorde dat hij daar is geweest, ja.' Ze komt tegenover me zitten. Haar badjas valt open. Ze draagt geen bh. Ik kan ze niet uitstaan, die tieten van haar.
'Het is heel raar allemaal,' mompelt ze. 'Maar ik hield wel echt van hem. En hij heeft mijn hart gebroken.'
'Hield? Verleden tijd?'
'Nee. Jezus, mens. Ik hou van hem, nou goed? Net zoals jij. En hij heeft ons allebei bedonderd. Ik snap niet waarom we zo boos op elkaar zijn. We zitten in hetzelfde schuitje.'
'Dat is niet helemaal waar. Ik ben bedonderd. Door jullie tweeën, maandenlang. En jij krijgt van hem waar ik het meest naar verlangde, namelijk een kind. Dat Sam en ik met elkaar hebben geneukt kun je geen bedonderen noemen.'
'Whatever.' Ze brengt de mok thee met twee handen naar haar mond. Op weg hierheen was ik ervan overtuigd dat ze een smerig spel speelde. Dat ik hier de waarheid achter Sams verdwijning zou vinden. Nu ben ik daar ineens niet meer zo zeker van.
'Kutzooi.' Haar ogen vullen zich met tranen.
'Waarom, Sammy? Terwijl je weet wat voor gevolgen het voor mij heeft. Je gaat praten met *Boulevard*, maakt me uit voor stalker…'
'Ik was boos, weet je. Dat jij hem weer terug lokt met zielig doen. En seks. Ik had je trouwens ook hoger ingeschat.'
'Vertel me maar gewoon wat er echt is gebeurd. En vertel het daarna aan de politie.'
Ze aarzelt even. Dan brandt ze los. 'Hij kwam thuis, ergens in de middag. Hij was heel onrustig en deed vreemd.

Zei dat hij in de war was, dat het allemaal te snel ging. Hij voelde, zei hij, dat hij op zichzelf moest wonen.'

Mijn hart maakt een sprongetje.

'En toen zag ik die paarse plek.' Ze kijkt me minachtend aan. 'Zo puberaal. Zo gemeen van jou. Nu denk ik de hele tijd: wat als ik hem niet had weggestuurd? Wat als jij hem die zuigzoen niet had gegeven? Dan was hij nu niet vermist. Dus in die zin zijn we allebei verantwoordelijk.'

'Het maakt het allemaal wel logischer dat hij misschien ergens ondergedoken zit.'

Sammy schudt haar hoofd. 'Hij heeft geen geld opgenomen. Zijn paspoort ligt hier. Sinds die avond is hij niet meer online geweest, niet op Facebook, niet op WhatsApp. Zijn telefoon is sindsdien offline. En wees nou eerlijk, vind je het iets voor Sam om een perfecte verdwijning op touw te zetten? Dat vergt nogal wat organisatie.'

'Nee. Dat is inderdaad niets voor Sam.'

Sammy's handen liggen gevouwen in haar schoot. Daarachter groeit hun baby. Ik ken Sam goed genoeg om te weten dat hij nooit zomaar zijn kind in de steek zou laten. 'Ik ben echt, echt bang dat hij niet meer leeft,' fluistert ze.

Het zweet breekt me uit. Natuurlijk heb ik daar zelf ook aan gedacht, maar ik heb het steeds weggeduwd. Hij heeft me al verlaten, maar dood mag hij absoluut niet zijn. We waren nog niet klaar. Hij stond op het punt terug te komen. Ik heb hem uitgescholden, dingen naar zijn hoofd gegooid, hem weggestuurd. Ik heb hem een slecht mens genoemd, geroepen dat ik zou willen dat ik hem nooit had ontmoet. Dat mag niet het laatste zijn.

'Gaat het?' vraagt Sammy.

Ik staar naar haar buik. 'Hoe gaat het daarmee?' vraag ik.

'Goed,' zegt ze en ze raakt haar onderbuik aan.

Ik moet er bijna van overgeven.

'Ik heb het er met Sam over gehad. Hoe afschuwelijk het voor jou moet zijn. Dat begrijp ik natuurlijk. En hij had er ook veel last van. Dus we hadden het erover... dat jij misschien wel peettante wilde zijn. En we wilden het kind Anne noemen. Een jongen kan ook prima Anne heten, toch? We wilden allebei heel graag dat jij deel van dit nieuwe leven zou uitmaken. Sam zou het je vragen als al het stof een beetje was neergedaald...'

Ik doe een poging om te glimlachen. 'Wat lief,' zeg ik en ik sta op, want ik kan hier geen minuut langer blijven. 'Ik moet helaas gaan.' Ik struikel over een stoel op weg naar de deur.

'Jeetje, wat is er nou ineens?' hoor ik Sammy in de verte roepen.

Ik haast me de trap af, mijn hand voor mijn mond. Ik weet alleen maar dat ik weg wil, zo snel mogelijk de frisse lucht in, en buiten staat een fotograaf die mij absoluut niet in deze staat mag zien. Zo rustig mogelijk doe ik de deur open en verneuk zijn plaatje door lachend naar hem te zwaaien. Daarna sla ik de hoek om, een steeg in, en achter een vuilcontainer laat ik me tegen de muur zakken. Het ruikt hier niet veel beter dan bij Sammy binnen. Ik doe mijn hoofd tussen mijn knieën en adem diep in mijn buik. Ik huil met lange halen terwijl ik in mijn tas zoek naar mijn telefoon. Wie kan ik bellen? Ik moet iemand spreken. Iemand moet me vasthouden. Jazz is er niet, Don denkt dat ik gek ben, mijn moeder kan ik hier niet mee lastigvallen.

'Daniela? Kun je me komen halen?'

'Nou, grappig genoeg ben ik al bij je huis.'

'Oké. Wil je me halen? Met de auto? Er staat hier een fotograaf en ik ben niet in... Ik kan het niet aan.'

'Dat duurt wel even. Ik heb geen auto hier. Kun je geen Uber bestellen?'

Ik huil.
'Jeetje. Rustig. Ik ga het regelen. Waar ben je?'
'In een steeg. Naast waar Sammy woont.'
'Verdomme. Wat doe je daar?'
'Please, haal me gewoon. Ik trek die man niet, die fotograaf, ik wil rust. Kom nu maar.'
Ik steek een sigaret op en neem tegelijk een kauwgompje. Ik weet niet precies wat me nu zo aanvliegt. Mijn zuigzoen is misschien wel de kus des doods geweest. Zijn kind leeft. In haar buik. Ze wilden het Anne noemen. Wat bezielde die twee? Achter een raam tegenover me staat iemand naar me te kijken. Ik draai mijn hoofd weg. Overal en altijd zijn er ogen. De persoon klopt tegen het glas. Hij gebaart met zijn duim dat ik moet oprotten.

Het lijkt eeuwen te duren voordat er een auto stopt. Ik duw mezelf tegen de muur omhoog en als ik opkijk staat Don voor mijn neus.

30

'Kun je niet een tijdje bij je moeder logeren?' vraagt Daniela. Ze staat met haar rug naar me toe en haalt een dweiltje over mijn aanrecht. Don is aan het bellen in de voorkamer.
'Ik ben het liefst in mijn eigen huis,' zeg ik. 'Ik ging naar haar toe omdat ik had gehoord dat zij Sam nog gezien heeft. Na mij. Ze heeft hem de deur uitgezet, Daniela. Ze hadden ruzie. Ik denk dat hij daarna nog hier is geweest. Mijn deur stond open. Er lag een T-shirt op de trap met een veeg bloed...'
Daniela poetst rustig door.
'Luister je wel?'
'Ik luister al jaren, Anne. Er is altijd wel wat.'
'Wat bedoel je daar nou weer mee?'
Ze zwijgt. Aan haar schouders zie ik dat ze op het punt staat te ontploffen. 'Precies wat ik zeg,' zegt ze zacht.
Ik sta op en ga naast haar staan. Ze pakt de gietijzeren pannendragers van het fornuis en begint de roestvrijstalen plaat op te poetsen. 'Heb je Glassex?' vraagt ze.
'Daniela, doe eens normaal.'
'Doe zelf normaal.'
'En even voor de goede orde: ik heb je niet gevraagd mijn keuken op te ruimen.'

'Het is hier een teringbende. Je leven is een teringbende. Dat je dat zelf niet ziet.'
'Hé!' Ik pak haar bij de schouders.
Ze kijkt me woest aan en gooit de dweil in de gootsteen.
'Nou? Ga je dat ook nog ontkennen? Toe maar, ontken alles maar.'
'Er valt niks te ontkennen. Mijn leven is een teringbende. En mijn keuken ook. Wat ontken ik allemaal nog meer, volgens jou?'
'Dat je een probleem hebt.'
'Ik heb een probleem. Meerdere zelfs. Grote.'
'Ja, maak er maar een grap van. Net zat je nog in een steeg te janken, nadat je Sams vriendinnetje had lastiggevallen.'
Ik zoek in haar ogen naar de Daniela die ik ken. Mijn vriendin.
'Zeg nou zelf, Anne, hoe je hiermee omgaat, vind je dat normaal?'
'Is er een draaiboek dan? Hoe om te gaan met de vermissing van je vriend?'
'Je ex-vriend. En ik bedoel met alles. Vanaf de dag dat Sam je verliet. En laten we wel wezen: ik was geen fan van Sam. Ik vond het een opportunistische, egocentrische, ijdele nietsnut. Dus eerlijk gezegd was ik blij dat het over was. Vreselijk voor jou, tuurlijk, zeker de manier waarop, en ik snap dat je moet verwerken dat je geen kindje meer zult krijgen. Maar jezus!' Ze gilt nu. 'Jij, zo'n sterke, slimme vrouw! Janken om die sukkel. Stalken, Anne, echt? Jezelf zo verlagen? En nu, nu ben ik echt heel bang. Dat je hem... weet ik veel, ik krijg het mijn strot niet uit.'
'Dat ik hem koud gemaakt heb.'
'Zo gek is het niet. Ik zou hem ook een ram verkocht hebben.'
'*Ladies*,' onderbreekt Don ons. Zijn gezicht staat op oor-

log. 'Dat was de hoofdredacteur van de *Privé*. Ze zijn aan het graven. Godverdomme. Ze hebben een verhaal, Anne, van een of andere ex die onder verdachte omstandigheden is omgekomen. Vroeger? In Alkmaar?'
Mijn hart begint te roffelen. Dit is belachelijk. 'Don, dat gaat over iets wat is gebeurd toen ik veertien was. En het was geen ex, ik heb drie keer met hem gezoend of zo. Hij is dood aangetroffen bij het meer. Een overdosis drugs, was toen het verhaal. En een zwak hart.'
'Iemand heeft ze op dit verhaal gebracht. En de kop wordt: ANNE KOSTER, DE ZWARTE WEDUWE? Ze willen je graag een kans geven te reageren. Als je met ze praat, kunnen ze het verhaal misschien wat afzwakken.'
'No fokking way dat ik dat ga doen. En had ik jou niet ontslagen?'
'Dit bedoel ik nou!' schreeuwt Daniela. 'Zo agressief! Tegen de enige mensen die nog naast je staan, hè! Don werkt zich dood voor je. Ik ben er klaar mee!' Ze grist haar vestje van de stoel en stormt de deur uit.
'*Darling*,' zegt Don en hij slaat zijn armen over elkaar. 'Is dit nu echt wat je wilt? Iedereen van je vervreemden?'
'Wanneer is het gebeurd?' vraag ik. 'Wanneer hebben jullie besloten dat ik gek ben en dat ik Sam heb vermoord?'
'Niemand heeft het over moord. Alleen jij. Ik geloof nog steeds dat die vent ergens zit. En zo niet, dan is het een ongeluk geweest. Maar zolang jij blijft liegen en je je gedraagt als een borderliner, wat kunnen we dan voor je doen?'
Ik herinner me een uitzending die ik vorig jaar heb gedaan, waarin ik familieleden van langdurig vermisten interviewde. Een van hen zei dat de geruchten rondom de vermissing hem het meest pijn deden. De insinuaties dat iemand van de familie of zijn partner er iets mee te maken had. Het verleden dat werd opgerakeld, alle vuiligheid die

naar boven kwam, de verdachtmakingen. 'Ik ben heel eenzaam,' zei een vrouw wier man al een jaar zoek was. 'De mensen om me heen zijn het verhaal zat en ze geloven de roddels eerder dan mij.'

'Volgens mij doen we allemaal precies wat we niet moeten doen,' zeg ik, meer tegen mezelf dan tegen Don. 'We beschuldigen, we wantrouwen, we oordelen.'

'Oké,' zegt Don. Hij steekt een hand op. 'Ik zal eerlijk zijn. Weet je wat ik denk? Ik denk dat je hem in bescherming neemt. Ten koste van jezelf. Jij gaat zover voor die man... En die indianenverhalen. Vermoord. Hoe dan? Door wie in godsnaam?'

'Er kunnen zoveel dingen gebeurd zijn. Misschien is hij in de gracht gevallen. Hij was dronken tenslotte... Ontvoerd?'

'Dan zou er inmiddels contact met een ontvoerder moeten zijn.'

'Zelfmoord?'

'Zoveel lef heeft hij niet. Anne, zeg het gewoon.'

'Wat? Wat wil je dat ik zeg?'

'Wat er echt gebeurd is. Als je mij de waarheid vertelt, beloof ik dat ik alles zal doen wat binnen mijn mogelijkheden ligt om je, of jullie, te helpen. Je kent me.'

'En waarom wantrouw je mij en niet Sammy? Ik vertel je toch net dat ze gelogen heeft? Dat zij de laatste is die hem heeft gezien? En dat ze alle reden had om boos op hem te zijn?'

'Dat kind?' Don schiet in de lach. 'Die heeft de diepgang van een pinda. Maar jij... Ik ken je, Anne. Ook je donkere kant. Zat je niet een uurtje terug nog in een steeg te *shaken* als een straatkat? Ik hou ervan, hoor, dat is wat jou interessant maakt, wat de mensen intrigeert, wat maakt dat ze naar je willen blijven kijken. Die combinatie van kwetsbaarheid, kracht en mysterie. Alleen... Je houdt iets achter. Er is een deel waar niemand bij komt. Een zekere mate van destructiviteit.'

Ik heb zin om hem te slaan. Mijn gedachten buitelen over elkaar heen. Hij heeft gelijk. Hij moet weg. Misschien heb ik Sam wel iets aangedaan. Ik ben in het verleden weleens wakker geworden met bloed aan mijn handen en krassen op mijn bovenbeen, zonder dat ik me herinnerde dat ik mezelf gesneden had. Ik ben raar. Er huist agressie in me.

'Ik wil dat je gaat,' hoor ik mezelf zeggen. Mijn stem klinkt dwingend. Ik zie mijn vader voor me. Hoe zijn schouders zich rechtten, hoe hij zijn vuisten balde. De bolling van zijn kaken. Het machteloze gevoel wanneer ik zag hoe hij mijn zus bij de haren greep.

Mijn handen vouwen zich om de rugleuning van de keukenstoel. Ik zie voor me hoe ik die stoel stuksla op Dons hoofd. Ik onderdruk mijn schreeuw.

'Alsjeblieft. Ga weg.'

Don deinst achteruit. 'Wat jij wilt, baby.'

De angst in zijn ogen geeft me een machtig gevoel.

'*Just so you know*, bij de politie regel je het ook maar zelf. Ze verwachten je morgenochtend om negen uur.'

Als Don de deur achter zich dichtslaat, hef ik de stoel boven mijn hoofd en sla hem met al mijn kracht aan flinters op de keukentafel.

31

De volgende morgen ben ik al om zes uur op. Slapen lukt toch niet meer. Ik loop een rondje door de stad, nu die nog niet bevolkt is door hordes dagjesmensen met selfiesticks en er nog geen fotografen voor mijn deur staan. Ik drink mijn jus, dwing mezelf een bakje yoghurt met muesli te eten en bij de koffie rook ik een sigaret in mijn tuin. Linksboven aan de overkant zie ik gordijnen opzijschuiven. Ook buren die ik nauwelijks ken en die mij nooit een blik waardig keurden houden me nu in de gaten.

Voor mijn bezoek aan het politiebureau kleed ik me zo onopvallend mogelijk. Een spijkerbroek, witte sneakers, zwart T-shirt. Ik borstel mijn haar dat naar rook ruikt en steek het op met een klem. Met mijn leesbril op bestudeer ik mijn huid. Ik zie rode adertjes op mijn wangen, en grove poriën. Nu ik even niet oplet gaat het verval in rap tempo.

Op het politiebureau word ik haastig naar een kamertje geleid waar geen ramen zijn en waar slechts een tafel en drie stoelen staan.

'Alvast mijn verontschuldigingen voor deze ruimte,' zegt de agent in burger die Roel heet, 'maar hier hebben we wat privacy.'

Ik neem plaats achter de tafel. Roel gaat ook zitten en klapt zijn laptop open. Ik ben nerveus. Ook de politie zal me niet geloven.

'Mevrouw Koster. Wat brengt u hier?'

Ik pulk aan de loslatende bovenkant van het tafelblad. 'Eh, jullie verzoek? Mijn manager zei dat ik hier verwacht werd. Het lijkt me trouwens beter dat u in het vervolg direct met mij contact opneemt als er ontwikkelingen of vragen zijn over Sams vermissing.'

'Even kijken...' Roel staart naar het scherm, waarop Sams dossier tergend langzaam tevoorschijn komt. 'Sorry. Het is een rommeltje hier. We zijn aan het verbouwen en we zijn onderbezet. Ik heb het nummer van uw manager. En van Sams vriendin. Ook nog een nummer van zijn collega. Ik zal dit aanpassen in ons systeem. Fijn dat u er bent trouwens. We hebben nog wat vragen. Bent u ook betrokken bij de flyeractie?'

Ik kijk hem verbaasd aan.

'Zijn vriendin en zijn collega verspreiden nu flyers door de hele stad, met zijn foto. Ik heb er net nog bij hen op aangedrongen er het nummer van de politie op te zetten. Ze hebben geen idee wat zo'n actie teweegbrengt.'

'Ik heb alle vertrouwen in jullie. En in de kracht van de media. Je kunt geen krant openslaan of Sam staat erin.'

'En onderschat de sociale media niet.'

'Dat bedoel ik. Sam is nu zo'n beetje het bekendste gezicht van Nederland.'

'Naast dat van u.'

Dankzij mij krijgt Sams verdwijning veel aandacht, maar ik krijg alle informatie via derden.

'Dus van nu af aan graag direct contact met mij. Zal ik u mijn nummer geven?'

'Oké.'

Roel kijkt me onderzoekend aan. Het maakt me nerveus. Ik schuif naar het puntje van de stoel en kijk naar mijn pink, die schilferig en vuurrood is. Ik weet dat Roel ook kijkt.

'U ziet er heel moe uit,' zegt Roel. Dit is een truc. Hij wil dat ik breek.

'Ik ben ook moe, maar dat is niet zo raar, toch? Sam is weg, zijn nieuwe liefde maakt daar een soort megafestatie van en ik krijg de media achter me aan. Ondertussen maak ik me doodongerust over hem.'

'Ik begrijp het helemaal. Wilt u misschien een kopje thee? We hebben lekkere rooibos. Die neem ik altijd zelf mee.'

Hij rekt tijd. Ik wil geen thee. Ik zou wel een wijntje lusten. Nee, lusten is een understatement. Ik hunker ernaar.

'Koffie dan?'

'Doe maar water. Ik heb al drie koppen koffie op.'

Alles lijkt een valstrik. Ik voel ogen, camera's, microfoons. Misschien moet ik mijn televisiegezicht opzetten. Rechtop, ribben tegen de tafel, naar voren kantelen en handen stil. Glimlachen en luisterend kijken.

Roel loopt weg om een glas water te halen. Ik stel me voor dat er ergens een team zit mee te kijken, vooral nu ik alleen in deze aftandse ruimte zit. Ik blijf in mijn tv-houding totdat Roel terugkomt, met water en een grote mok thee.

'Ik zal u eerlijk zeggen, wij houden ook niet van al die media-aandacht voor deze verdwijning. Het maakt ons werk zeer ingewikkeld en het zet een enorme druk op het onderzoek. We zijn nu gedwongen alle middelen in te zetten, terwijl we in de meeste andere gevallen veel afwachtender zijn. Uw ex-vriend verkeerde in een emotionele crisis, maar niet alarmerend. De kans is groot dat hij ergens in een hutje zit bij te komen van alles wat hem is overkomen. Driekwart van de vermiste personen wordt binnen drie dagen levend en wel teruggevonden.'

'Ik begrijp u helemaal.'

'Maar nu we toch genoodzaakt zijn alle tips na te gaan en de onderste steen boven te krijgen, zijn we wel wat opvallende dingen tegengekomen.' Hij pauzeert. Weer die vorsende blik.

'Ik ben zeer nieuwsgierig,' zeg ik. Ik wil hier weg. Ik wil het niet weten.

'Laten we zeggen dat u zeer oplettende overburen hebt. Zij hebben in de nacht van de heer Knippenbergs verdwijning de politie gebeld wegens geluidsoverlast uit uw woning. Dezelfde buren hebben ook een bewakingscamera bij de deur hangen. De beelden daarvan worden op dit moment bekeken door mijn collega's.'

Ik weet wie hij bedoelt. Mijn buren aan de overkant van de gracht. Zij belt altijd aan als ik mijn vuilnis de avond van tevoren al buiten heb gezet, hij als er een plaatje gedraaid wordt 's nachts en samen hebben ze een buurtactie tegen het nachtelijk luiden van de Westertoren op touw gezet. Zonder succes gelukkig. Mijn overburen zien de binnenstad van Amsterdam graag in een bejaardentehuis veranderen. Kennelijk bewaken ze nu ook mijn huis vierentwintig uur per dag.

'Ik kan me niet herinneren dat de politie die nacht langs is geweest.'

'Zijn we ook niet. Geluidsoverlast heeft geen prioriteit en wij vinden dat een verjaardagsfeestje met wat muziek en gepraat moet kunnen. Pas als we wekelijks meldingen krijgen kijken we of we er iets aan kunnen doen.'

'Ikzelf ben ook iets opvallends tegengekomen,' zeg ik.

Roel buigt zich nieuwsgierig naar me toe. Zijn innerlijke

rust en zelfvertrouwen maken me onzeker. Ik ben gewend dat mensen zenuwachtig van me worden, hun blik steeds wegdraaien, met hun handen gaan friemelen, beginnen te kuchen of rood aanlopen. Roel doet niets van dit al.

'Vertel.'

'Sammy, Sams vriendin, is de laatste die hem heeft gezien. Niet ik. Zij hebben ruzie gekregen, ze heeft hem woedend het huis uitgezet.'

Roel knikt. 'Dat heeft ze inmiddels toegegeven, ja. En Sam is nog gezien in Het Stoepje. Daar zijn we mee bezig.'

'Hij heeft daar best wat gedronken. En is daarna vermoedelijk naar mijn huis gegaan...'

'Is bekend. Als we de beelden van uw overburen hebben geanalyseerd, sturen we wellicht duikers de gracht in.'

Ik denk aan Sams mooie lichaam, bleek en opgezwollen drijvend in het bruine water. Het maakt me misselijk. Ik sta op. 'Oké, dank u wel,' zeg ik en ik steek mijn hand uit.

'Waarom hebt u eigenlijk zelf geen beveiligingscamera's? Ik kan me voorstellen dat een vrouw in uw positie die nodig heeft,' zegt Roel, terwijl hij onbewogen achteroverleunt en zijn handen in zijn nek legt.

'Ik heb er nooit aan gedacht. Er zijn al camera's genoeg om me heen, vindt u niet?'

Roel glimlacht. 'Het lijkt me een ramp, eerlijk gezegd, om altijd zo in de gaten gehouden te worden.'

'Mag ik u vragen mij voortaan goed op de hoogte te houden van de ontwikkelingen? Tot nu toe zijn de media beter geïnformeerd dan ik.'

'Ik zal er persoonlijk op toezien. Hier hebt u ook mijn rechtstreekse nummer.' Roel stopt me zijn kaartje toe, dat ik in mijn broekzak steek.

Ik twijfel of ik iets zal zeggen over mijn zus. Even zie ik haar voor me, worstelend met Sam. Misschien probeerde hij haar tegen te houden, te voorkomen dat ze bij me aanbelde. In gedachten hoor ik de plons. Ik ben echt aan het doordraaien.

Roel gebaart dat ik moet gaan zitten. 'Het grootste vraagteken in deze zaak bent u, mevrouw Koster. We hebben inmiddels meerdere verklaringen over uw gedrag sinds de heer Knippenberg u verliet. U bent hem gevolgd, u bent zijn gangen nagegaan via de sociale media, zijn T-shirt lag op uw trap en de avond van zijn verdwijning kwamen er klachten over geluidsoverlast uit uw woning. En uw verleden is ook niet brandschoon.'

Ik vraag me af of dit het moment is om er een advocaat bij te halen. Wat wil deze man van mij?

'Sam liet me in de steek direct nadat ik ontwaakte uit een narcose. Ik had pijn en stond stijf van de hormonen. Ik was boos en werd gek van verdriet. Dus ja, ik heb rare dingen gedaan. Ik sliep met zijn T-shirt, ik bekeek zijn foto's op Facebook, ik zocht naar bewijzen van zijn bedrog. Ik heb me aan hem opgedrongen toen hij weigerde te praten. Ik dronk te veel en gooide een oude theepot stuk. Ik deed wat zoveel vrouwen doen als ze gedumpt worden voor een ander. Alleen let iedereen op mij. Ze staan allemaal te wachten tot ik een fout maak. Mijn donkere uren zijn topentertainment. Ik heb Sam niks aangedaan. Dat wordt binnenkort heus wel bewezen.'

'U hoeft niet zo in de verdediging te schieten.' Roel legt een hand op mijn pols. 'Ik begrijp u heel goed. Het lijkt me afschuwelijk zo bekend te zijn. En om eerlijk te zijn, we hebben allemaal weleens de Facebookpagina van een geliefde gecheckt, of 's nachts langs het raam van een ex gefietst.'

Ik weet wat hij probeert. Mijn vertrouwen winnen, mijn zwakke plek zoeken, en me dan op een leugen betrappen.

'Maar Sam wordt vermist. Wij moeten overal naar kijken. Juist omdat de media en half Nederland meekijken. Wij krijgen telefoontjes van mensen die ons tippen. Over uw ex-vriend, die onder verdachte omstandigheden is overleden. En uw vader.'

'Mijn vader? Hij is gestorven aan maagkanker. Niks verdachts aan.'

Roel tikt iets op zijn computer. 'Het ging over uw vaders temperament.'

'En wat heeft dat met Sams verdwijning te maken?'

'Niets. Het vertelt ons alleen dat u wellicht niet zo'n makkelijke jeugd hebt gehad.'

'Ik heb een prima jeugd gehad. En nu wil ik graag naar huis.'

'Uw zus zit in een afkickkliniek?'

Ik pak de deurklink. 'Ga Sam nu maar zoeken. In plaats van mijn verleden uit te kammen.'

'We weten dat zij op de avond van de verdwijning in Amsterdam was.'

'Mijn zus heeft hier niets mee te maken. Ik wil dat u haar met rust laat.'

'Het spijt me. Dit alles moet een nachtmerrie voor u zijn. Maar ik moet ernaar vragen. In dit stadium moeten we ieder telefoontje serieus nemen.'

'Ik neem aan dat er niemand heeft gebeld met wat bagger over Sammy?'

'Daar kan ik me niet over uitlaten.'

Ik schud zijn droge, warme hand en hoor niet meer wat hij zegt.

32

Ik zet mijn zonnebril op en maak de sloten van mijn fiets open. Naar huis wil ik, en nooit meer naar buiten. Ik trap zo hard dat mijn bovenbenen branden, net als mijn longen. Ik moet stoppen met roken. Als dit achter de rug is en alles weer normaal wordt. Wordt het dat ooit? Zelfs als dit goed afloopt, wacht er niets dan leegte en eenzaamheid op me. Ik heb bijna iedereen van me vervreemd. Mijn droom, een eigen gezin, zal ik op moeten geven. De hoop op een nieuw programma ook. Hooguit kom ik nog een keer op tv in *Hoe is het nu met...?*

Thuis smijt ik mijn fiets tegen de gevel. Steek mijn hand omhoog naar de twee fotografen die hier nu permanent posten. Ik vlucht naar binnen en trek de gordijnen dicht. Dan loop ik naar de keuken en zoek in mijn agenda naar het nummer van Voorthuizen. Ik toets het met trillende handen in op mijn telefoon.

Vrijwel direct krijg ik een keuzemenu. 'Wilt u informatie aanvragen, toets één, heeft u een hulpvraag, toets twee, wilt u een van onze medewerkers aan de lijn, toets drie.'

Ik toets drie. Na een halve minuut hoor ik de opgewekte stem van ene Wanda. Ik vraag haar of ik Sophie Koster kan spreken.

'En u bent...?'
'Anne Koster. Haar zus.'
'Een moment, alstublieft.' Ze zet me in de wacht, bij Billy Joel, die 'She's Always a Woman to Me' zingt. Het duurt lang voordat Wanda weer bij me terugkomt. 'Het spijt me, uw zus zit in detox. U kunt haar niet spreken.'
'Kan ik haar wel bezoeken?'
'Nee, sorry. De detox duurt maximaal tien dagen, daarin mag ze geen contact met de buitenwereld hebben. Ik kan u wel doorverbinden met haar counselor, hij heeft nu tijd voor u.'
'Graag,' zeg ik en ik zet koffie, met mijn telefoon tussen oor en schouder geklemd.
'Met Tim.'
Ik schrik op. Alweer zo'n optimistische stem. 'Ja, hallo, met de zus van Sophie Koster.'
'Uw zus heeft me veel over u verteld. Het zou fijn zijn als u langskomt, wanneer ze weer uit detox is. Ze mist u enorm.'
'Hoe is het nu met haar?'
Het is ruim een jaar geleden dat ik interesse in haar herstel toonde. Het deed te veel pijn haar te zien vechten en nog meer om te zien hoe ze weer terugviel.
'Ik begrijp dat het u raar in de oren zal klinken na de terugval die ze zojuist heeft gehad en waarbij ze u heeft lastiggevallen, maar het gaat eigenlijk beter dan alle andere keren.'
'O. Wat fijn, zeg.'
'Ja, ze lijkt zeer gemotiveerd. Alsof het kwartje nu eindelijk is gevallen. Ik denk dat de confrontatie met u haar enorm heeft geholpen. *The gift of desperation.* Ze heeft natuurlijk nog een lange weg te gaan, maar ik heb heel goede hoop.'

'Mooi. Ik had haar eigenlijk iets willen vragen.'
'Helaas. De detox is erg zwaar, ze kan daar geen afleiding bij gebruiken. En ze heeft mij verteld over haar bezoek aan u, voor zover ze het zich kon herinneren. U moet begrijpen dat ze in gebruik zat. Ze kan dingen hebben gezegd die kwetsend zijn opgevat, of die niet waar zijn.'
'Dat begrijp ik. Ik wilde alleen maar weten waarom ze uitgerekend op dat moment naar mij toe kwam. Ook gezien de verdwijning van mijn ex-vriend.'
'Tja.' Tim zwijgt even. Ik hoor hem iets inschenken. 'Ze heeft nogal wat issues met u. Het zou goed zijn als u weer in gesprek ging met haar. Ik denk dat een bezoek van uw moeder, waarin gesproken is over jullie vader, haar heeft getriggerd. Misschien hoorde ze over de verdwijning van uw ex en was dit een wat onbeholpen manier om u haar steun te betuigen. Ik kan verder uiteraard niet ingaan op de inhoud van mijn gesprekken met haar.'

Ik word ineens overvallen door het soort jaloezie dat ik vroeger voelde wanneer mijn moeder zich over Sophie ontfermde, nadat mijn vader haar te pakken had genomen. Ik wil dat iemand mij helpt, verdedigt, beschermt. Ik wil een Tim. Ik zie hem voor me, vast een jonge vent, met blonde krullen en een blozend gezicht. Ik ben jaloers op een jonger zusje dat de klappen opving, dat kampt met een verslaving en in de steek gelaten is met een zoontje van twee.

'Dat zal het wel zijn. Je hebt gelijk. Ik beloof dat ik langskom zodra ze uit de detox is. En Tim? Jullie moeten weten dat de politie het weet, van Sophie. Ze hebben vragen over haar gesteld.'

'Dat Sophie iets te maken zou hebben met de verdwijning van uw vriend lijkt me zeer vergezocht.'

'Mij ook, eerlijk gezegd. Maar het kan zijn dat als de politie van Sophie weet, ook de media binnenkort aan-

kloppen. Ik heb daar helaas weinig invloed op.'
　'*Accept the things you can't change*,' begint Tim. Voordat hij zijn zin afmaakt bedank ik hem en hang op.

33

Ik doe geen oog dicht. Het is vochtig warm in mijn slaapkamer, ondanks de open ramen, en iedere keer als ik mijn ogen sluit zie ik ofwel Sam drijven in de gracht of mijn zus die me triomfantelijk uitlacht. De woorden van Don en Daniela hameren door mijn hoofd, en als ik probeer te mediteren verschijnt Sammy, met haar bolle buik en weelderige tieten, als symbool van alles wat ik niet ben. Ik heb een halfuur geleden een glas rode wijn gedronken in de hoop dat dat mijn gedachten zou uitschakelen, en ik heb net nog gezocht naar een halfje alprazolam, maar helaas is de strip leeg. Ik gooi de lakens van me af en spreid mijn benen. Doe een halfslachtige poging tot masturberen, maar er gebeurt niets daar. Naar het toilet maar weer, voor de zoveelste plas. Ik trek mijn ochtendjas aan en loop op blote voeten de trap af. Schenk een tweede glas wijn in en open de deur naar mijn tuin. Buiten rook ik een sigaret en staar naar de maan, die schijnt alsof er niets aan de hand is. Alleen zijn is het ergst bij slapeloosheid. De nacht is zoveel langer, de ruimte zoveel leger, de gedachten zijn zoveel angstaanjagender. Ik zou naar een club kunnen gaan en zomaar iemand oppikken. Maar wie wil een overjarige televisievrouw die in het nieuws is vanwege de vermissing van haar

ex-geliefde? Mannen vonden me al doodeng voordat Sam verdween. En hoe tragisch is het, een veertigjarige op zoek naar iemand om maar niet alleen te hoeven zijn?
Aan de andere kant van de schutting hoor ik de achterdeur opengaan. Kennelijk kan Mabel ook niet slapen. Of is Jazz net thuis.
'Buuf!' Mabel klopt op de poort. Ik schuif de grendel opzij en ze stapt mijn tuin in. Ze draagt een blote okergele jurk en zwarte Uggs.
'Ben je nog op?'
Mabel zucht en ploft neer in een van mijn rieten stoelen.
'Gaat het een beetje?'
Ik haal mijn schouders op. 'Waar kom jij vandaan in die sexy jurk?'
'Heb je voor mij ook zo'n glaasje?' Ze knikt naar mijn glas.
'Natuurlijk.'
Ik haal een glas en de fles en ga naast haar zitten. Ze ziet eruit alsof ze al genoeg op heeft.
'Ik was naar 40UP, met een groepje. Djiezus, nou, daar hoef je echt niet heen. Wat een zielig zootje.' Haar schouders staan teleurgesteld. Ze buigt voorover, graait naar haar blote rug en trekt dan een strapless bh onder haar jurk vandaan. 'Allemaal van die mannen in zo'n geruit overhemd met korte mouwen, weet je wel. Dat soort. Maar genoeg over mij. Is er nieuws?'
Ik schud mijn hoofd. 'Niet echt.'
'Ik snap dat je niet kunt slapen. Afschuwelijk is het.'
'Is Jazz al terug?'
'Nee.' Ze draait haar gezicht weg. 'En ik weet ook niet wanneer ze weer thuiskomt.'
We nemen een slok en zijn stil.
'Geef mij ook eens een sigaret.'

'Hoezo weet je niet wanneer ze weer thuiskomt?' vraag ik terwijl ik haar mijn pakje geef.

'Ruzie. We hebben eigenlijk altijd ruzie. Althans, zij met mij. En dan loopt ze weg. Naar haar vader, of een vriendin. Meestal komt ze twee dagen later weer thuis, met spijt, maar nu laat ze wel erg lang niets van zich horen.' Ze wrijft in haar ogen en snift. 'Djiezus, sorry. Het is de drank. Het laatste wat ik wil is jou lastigvallen met mijn problemen.'

'Nee joh, je valt me niet lastig.' Ik leg mijn hand op haar rug, die stug en koud aanvoelt.

'Ik wilde het hier eigenlijk al eerder met je over hebben. Maar door de verdwijning van Sam leek het me... ongepast.' Mabel haalt diep adem en legt haar vuist tegen haar buik. 'Sorry, ik heb een beetje een kutavond. Jazz is alles wat ik heb, weet je. Een jaar nadat ze geboren werd verliet haar vader ons. We zijn zo verbonden, zo hecht. Ik heb voor haar geleefd, al die tijd. En nu moet ze zich losmaken. Ik snap het wel. Ze is ineens een vreemde voor me, weet je. Een woedende vreemde. Ik kan dat gewoon niet aan. En alleen zijn ook niet, om eerlijk te zijn. Mijn kind gaat bij me weg, een nieuwe liefde vind ik niet, ik denk weleens: waar leef ik nog voor? En ik ga zeker niet uit armoede met zo'n kale sukkel in zijn geruite overhemd!' Haar stem schiet omhoog.

'Heb je goed contact met haar vader?' vraag ik.

'Nee, zeg. Hij heeft nieuwe kinderen gemaakt. Zo'n echt gezinnetje, met een bakfietsvrouw. Jazz kan er ook niet tegen, dus die duikt wel weer op. Ik moet haar loslaten. Wat je loslaat komt naar je toe.'

Ik rek mijn nek. Het kraakt aan alle kanten. Ik dacht dat ik een goede relatie had met Jazz. Ze is de enige die ik nog over heb. En toch is ze ervandoor zonder er een woord over te zeggen.

'Ze is dol op jou,' zegt Mabel zacht, alsof ze mijn gedachten kan lezen. 'Daarom wilde ik met jou praten. Heb jij iets van haar gehoord?'

'Alleen een appje dat ze bij haar vader is. Ze zei ook dat ze vandaag terug zou komen.'

'Oké. Nou, niet dus.'

'Zal ik haar bellen, morgen?'

'O, als je dat zou willen doen... Bij mij neemt ze niet op namelijk. Maar jij hebt wel iets anders aan je hoofd.'

'Ik geef om Jazz,' zeg ik en ik sta op. Mijn lijf is te onrustig om te zitten. 'Waar hadden jullie ruzie over?'

'Ach,' zegt Mabel. Een voor een haalt ze de spelden uit haar opgestoken haar. 'Over school, over doordeweeks een hele nacht wegblijven, over blowen. The usual. Ze zei dat jij meer een moeder voor haar was dan ik ooit geweest ben. Dat deed wel pijn. Ze kijkt zo tegen jou op. Realiseer je je dat?'

We kijken elkaar aan. Haar blik is zacht en triest. Ik kan me voorstellen dat Mabel me haat.

'Ik bel haar morgen, en ik zorg ervoor dat ze terugkomt. En het spijt me dat ze mij gebruikt om jou te kwetsen.'

'Nou ja, pubers. Het zal allemaal wel overwaaien. Ik hoop dat Sam snel gevonden wordt. Ik wou dat ik iets kon doen.' We omhelzen elkaar. Ze heeft de zachte armen van een moeder.

'Ik ben blij dat Jazz jou heeft, zal ik je dat eens zeggen?' zegt ze in mijn oor.

'Ik ben blij dat ik Jazz heb,' zeg ik terug. 'En jou.'

'Dat is lief, schat.' Ze neemt mijn gezicht tussen haar handen en geeft me een kus.

Eenmaal weer in bed heb ik spijt van alles. Ik heb fout na fout gemaakt. En nu ben ik bang dat ik ook Jazz heb weggejaagd. Er is iets gebeurd. Geen idee wat, maar misschien is ze teleurgesteld in me en heeft ze daarom niets gezegd. Ik denk aan mezelf op die leeftijd. Zeventien. Ik kon niet wachten om op kamers te gaan, mijn ouders te ontvluchten. De walging die ik voelde voor het dorp, mijn moeder, de aftakeling van mijn vader. In die fase zit Jazz nu. Ze had een plekje waar ze zich veilig voelde, en dat was bij mij. Voor de duizendste keer speel ik de avond van Sams verdwijning af in mijn hoofd. Verder dan de joint, Fresku, het dansen en de harde tong van de jongen met wie ik heb gezoend kom ik niet. Misschien was Jazz verliefd op hem. Opnieuw ga ik terug naar dat moment. Ik stond te dansen. Ik weet nog dat alles vaag werd. De jongen ondersteunde me en ik lachte. Sloeg mijn armen om zijn hals. Hij was mager. Ik bleef maar lachen. Het viel me op hoe zacht zijn huid was. In tegenstelling tot zijn rasperige tong. Heb ik met hem geneukt? Ik kom er niet bij. Ik herinner me het lachen. Het gevoel in een razende achtbaan te zitten. De bel ging. Dat is nieuw. Ik schiet overeind en doe het licht aan. Er wordt aangebeld.

Die nacht ook. De bel bleef maar gaan. Ik ren naar het beeldschermpje. Ik zie een donkere, lege straat. Misschien was het in mijn hoofd.

Toch hoorde ik het echt. Ik loop naar het raam aan de gracht en kijk naar beneden, mijn handen voor mijn borsten en mijn kruis. Niemand. Ik wil ook een camera aan mijn gevel, bedenk ik. Overal, in iedere kamer, om te controleren of ik niet gek word.

34

Het gepiep van mijn telefoon. Twee oproepen gemist. Ik kan nauwelijks bewegen. Het is bloedheet. Vanaf de straat klinkt geroezemoes. Ik herinner me de bel, maar ik weet niet meer of die nu echt ging. Voorzichtig kom ik overeind en neem een slok uit het glas water dat naast mijn bed staat. Ik schiet in mijn zwarte joggingbroek en sweater en loop naar het raam van mijn werkkamer, die aan de gracht ligt. Een grote zwarte rubberboot wordt in het water getakeld. Aan de overkant staan een brandweerwagen en een politiebusje op straat. Mensen wijzen naar mijn huis. Anderen maken foto's. Beneden, voor mijn deur, staat nu een hele kluit fotografen, onder wie Edwin Smulders met zijn telelens. Als een van hen mij ziet, mijn naam roept en de camera op me richt, ren ik naar de badkamer en draai de deur op slot.

Mijn telefoon gaat nogmaals. Ik neem op.

Het is Roel, van de politie. 'Misschien hebt u het al gezien,' zegt hij.

Ik krijg bijna geen lucht.

'Ze gaan nu het water in.'

'O,' weet ik eruit te persen.

'Ik ben vlak bij uw huis. Het lijkt me zinvol even te praten over wat de camerabeelden hebben aangetoond. Er staat wel veel pers voor uw deur...'

'Kom door de grote blauwe poort aan de rechterkant van mijn huis. Die is open. Dan kunt u achterlangs, via de tuin.'

Gehaast jaag ik een tandenborstel langs mijn tanden en een borstel door mijn haren. Mijn ogen zijn dik en staan angstig, zie ik in de spiegel. 'Laat het dan een ongeluk zijn,' prevel ik en tegelijkertijd weet ik ergens diep in mijn oerbrein dat het niet zo is. Ik ga de trap af, bevend als een riet, en stap mijn tuin in. Het is de zoveelste prachtige dag. Ik open de poort in de schutting, loop door Mabels en Jazz' tuin en zie Roel bij het hek staan.

Roel volgt me, hij mompelt beleefdheden. 'Goh, u woont mooi, zeg.' Als we binnen zijn bied ik hem koffie aan. Ik wil een beheerste indruk maken.

'Wat een kermis,' zegt hij. 'Ja, lekker, een bakkie.'

In de keuken staat hij ineens achter me. Er gaat een schok door me heen.

'Het lijkt me beter binnen te blijven. Geen pottenkijkers.' Hij neemt plaats aan de keukentafel.

Ik verontschuldig me voor de troep, leeg de volle asbak en verplaats de vuile bekers en glazen van de tafel naar het aanrecht.

'Nou. De camerabeelden van uw overburen hebben bevestigd dat de heer Knippenberg die bewuste nacht aan uw deur stond. Overduidelijk in beschonken toestand. Hij heeft erg lang staan aanbellen en op uw raam staan bonzen. Kunt u zich daar iets van herinneren?'

'Vannacht,' zeg ik. Ik hap naar adem alsof ik zojuist duizend trappen heb gelopen. 'Ik kon niet slapen. En ineens wist ik het weer, vaag, dat er is aangebeld.' Dit komt niet erg overtuigend over, ben ik bang.

'Ik heb het over uw feestje van afgelopen zaterdag.'
'Mijn herinneringen aan die nacht zijn vaag. Mijn buurmeisje was hier, met wat vrienden. Ik heb me een beetje laten gaan. Qua drank.'
'U weet niet meer of er iemand heeft opengedaan?'
Ik zet koffie voor hem neer. 'Suiker?' vraag ik.
'Alleen een beetje melk, als u dat heeft.'
Ik zoek in mijn koelkast en vind een cupje halvamel. Bouwvakkerskoffiemelk, noemde Jazz het laatst.
Ik hoor het weer. De bel. Het maakt me net zo duizelig als ik vermoedelijk die nacht was. Ik hou me vast aan de muur. De hand die onder mijn T-shirt glijdt. 'Kan het zijn dat er een opstootje was?' zeg ik.
'Volgens de camerabeelden klopt dat, ja. Er is opengedaan en enkele personen hebben hem de toegang geweigerd. We kunnen hen op de vage camerabeelden helaas nauwelijks zien. Ik heb hier wat foto's, misschien dat u er wel wijs uit wordt.'
Uit zijn zwartleren tas haalt hij drie A4'tjes en legt ze voor me neer op tafel. Ik zie mijn voordeur. Op de eerste foto is hij nog dicht. Ervoor staat Sam. Handen in zijn zakken, gebogen hoofd. Ik ken hem zo goed, zelfs met zijn rug naar me toe. De houding, de hangende schouders, zijn dunne benen.
De tweede foto toont een open deur. Sam heft zijn rechterarm. Een kluwen jongeren in de deuropening. Op de voorgrond een vaag, bleek gezicht met open mond. De derde foto laat zien hoe Sam zich tussen de deur probeert te wringen. Jazz heeft me hier niets van verteld. Ik vermoed om mij te beschermen.
'Uiteindelijk is de heer Knippenberg verder gelopen. Uit het zicht van de camera. Ik zou graag alle namen en telefoonnummers van de jongeren hebben. Hebt u er eentje herkend?'

Ik schud mijn hoofd. 'Ik ken ze niet eens. Ik kan u wel het nummer van mijn buurmeisje geven. Zij logeert op dit moment bij haar vader.'

Roel kijkt onderzoekend om zich heen, alsof hij ieder detail in zich opneemt. Zijn vingers tikken tegen het kopje koffie.

Ik denk aan die nacht. Van het opstootje herinner ik me opgewonden gepraat en doffe bonzen. Ik stond te zoenen, tot ik door mijn benen zakte. Ik weet zeker dat ik op dat moment niet wist dat Sam voor de deur stond. In kleine plofjes komen er beelden binnen, als van een droom die je je probeert te herinneren. Ik kan er net niet bij.

'Is er iemand bij u vandaag?' vraagt Roel.

'Nee,' antwoord ik.

'Wilt u niet iemand bellen? U ziet eruit alsof u wel wat ondersteuning kunt gebruiken.'

'Ik red me prima. Dank u wel.'

'Met alle respect, maar ik kan me voorstellen dat u gek wordt van al die camera's en de mensen die u in de gaten houden.'

'Het hoort erbij,' zeg ik, starend naar de gesloten gordijnen voor het grote raam.

Het harde zoemen van mijn bel. Mijn hele lichaam schokt.

'Wilt u dat ik even kijk?' vraagt Roel.

'Er hangt daar een beeldscherm.' Ik wijs naar de muur naast mijn trap. Vastgeklonken aan mijn stoel denk ik aan de duikers die in het troebele water zoeken naar mijn geliefde. Laat ze hem niet vinden. Alsjeblieft. Laat hem leven. Ik zie voor me hoe hij langs de gracht zwalkt, dronken, in de war en weggestuurd door een stel stonede pubers. Kan het zijn dat een van hen hem een duw heeft gegeven? Een voorbijganger? Ging hij tegen beter weten in pissen in de gracht? Ik stel me voor hoe hij spartelend en schreeuwend om zich heen klauwt, op zoek naar houvast.

Het T-shirt, denk ik. Ik heb hem wel gezien. Ineens is het alsof ik val. Een draaikolk van beelden. Ik haalde uit. Mijn nagels krasten over zijn rug. Ik greep hem bij zijn T-shirt. Hij bukte en draaide, tot ik alleen nog het shirt in mijn handen had. Het was buiten. Donker. Het rook naar aarde. Het moet die nacht geweest zijn. Ik voel bijna weer hoe dronken ik was. Hadden we ruzie? Ben ik zo gestoord dat ik hem aanviel, terwijl hij terugkwam voor mij? En weg zijn ze weer, de flarden, alleen het gevoel van onmetelijke angst golft nog door me heen. Ik heb hem wel gezien. Ik ben hem aangevlogen.

Vanuit de hal hoor ik stemmen roepen: 'Sammy, Sammy, Sammy, wat gaat er door je heen, nu je die duikers ziet? Waarom ben je hier bij Anne? Is er nieuws?' En dan het dichtslaan van de deur.

'Ik kon haar niet tussen die hyena's laten staan,' verontschuldigt Roel zich.

Achter hem zie ik Sammy, in een grijze hoody, de capuchon over haar hoofd. 'Sorry,' zegt ze, terwijl ze de capuchon afdoet en me met een betraand gezicht aankijkt. 'Ik wilde hier zijn.' Ze geeft me een wit doosje, waarop mijn naam in drukletters staat. 'Fanmail voor je. Dit lag op de mat.'

We kijken er alle drie in stilte naar. Dan neem ik het doosje aan en leg het op een stapel boeken in de kast. 'Ik krijg dagelijks pakjes. Meestal een cadeautje van fans. Soms zijn het chocolaatjes, of iemand heeft mijn portret op een placemat geborduurd.'

'Er zit iets zwaars in,' zegt ze. 'Het kan iets te maken hebben met Sam...'

'Als dat zo is, zijn jullie de eersten die het horen.'

Sammy ijsbeert door mijn kamer. Haar handen om haar buik. 'Ik voelde me zo wanhopig thuis,' zegt ze. 'Ik dacht dat ik gek werd. Ik moest hierheen. Zo dichtbij mogelijk zijn. Vreselijk is het toch? Dat wachten en denken. Ik had hem nooit weg moeten sturen...' Ze begint te huilen. 'Sorry,' snift ze.

Ik kruip op de bank en trek een deken over me heen. Ondanks de nazomerhitte heb ik het steenkoud. Ik weet dat ik als ik me machteloos voel word overvallen door redeloze woede. Tot nu toe richtte ik die op mezelf, en zo nu en dan op het servies. Ik zie weer voor me hoe ik Sam bij zijn shirt greep. Was hij het wel? En waarom deed ik dat? Misschien is hij bang geworden. Of is hij verdwenen om me te laten zien hoeveel macht hij over me heeft.

Sammy komt naast me zitten, op het puntje van de bank. 'Als je wilt dat ik ga...' begint ze.

Ik zie hoe jong ze is. Haar gave, egale huid, de volle lippen. Roel komt naar ons toe, zijn jas in de ene hand, zijn telefoon in de andere. Hij kijkt ernstig. Sammy steekt een hand naar me uit. Ik kijk ernaar, haar meisjeshand, met een zilveren ringetje en afgekloven nagels, en pak hem.

'Oké,' zegt Roel, vermoedelijk tegen collega's, terwijl hij zich met één arm in zijn politiejasje probeert te wurmen. 'Ik kom eraan. Een zwarte iPhone 5 inderdaad, maar zoveel mensen hebben zo'n telefoon. We gaan het uitzoeken. Top. Tot zo.' Hij richt zich tot mij.

'We hebben een telefoon gevonden. Twee zelfs. Hier in de gracht voor uw woning. Eentje is een zwarte iPhone 5, de andere zo'n ouderwets Nokiaatje. Ik ga er nu heen, om de toestellen naar het laboratorium te brengen. Heeft een van jullie toevallig het IMEI-nummer van Sams telefoon?'

'Misschien bij de administratie... Waar staat zoiets?' vraag ik en ik sla de deken van me af.

'Op het aankoopbewijs en bij de barcode op de doos,' antwoordt Roel.

'En verder?' vraagt Sammy zachtjes.

'Niks. De hond is ook niet aangeslagen. Sam ligt niet in deze gracht. Het kan zijn dat zijn lichaam is meegesleurd door een boot, of met de stroming is meegevoerd. We gaan morgen aan de Da Costakade zoeken.'

'En zijn fiets?' Ik probeer het beeld van Sams lichaam hangend aan een boot direct uit mijn systeem te bannen.

'Die staat nog bij mij voor de deur,' zegt Sammy.

'Ik moet er nu vandoor.' Roel schudt ons beiden de hand.

'Ik loop met u mee.' Sammy staat op. Ik kan mijn ogen niet van haar buik afhouden.

'Kunnen we weer...?' Roel wijst met zijn duim naar mijn tuindeuren.

'Uiteraard.'

Ik ga ze voor, en als ik mijn poort achter ze afsluit voel ik een lichte opluchting. In de keuken steek ik eindelijk een sigaret op. Ik pak het doosje uit de boekenkast en scheur het ongeduldig open. Er valt een prepaidtelefoon uit. Verder niks. Geen briefje, geen afzender. Ik zet het prehistorische ding aan en druk op het knopje waarop een envelop staat. Het lijkt wel een Netflix-serie. Er is één bericht van een onbekend nummer. Ik klik het open.

Lieve Anne,

Ik heb mezelf enorm in de nesten gewerkt. Ik kan het je allemaal uitleggen, maar dat doe ik liever wanneer ik je zie. Ga hiermee alsjeblieft niet direct naar de politie, praat eerst met me. In deze telefoon staat een adres. Samen komen we hieruit.

Ik vertrouw erop dat je dit onder ons houdt, zo niet, dan heb ik geen andere keuze dan de waarheid vertellen.

Ik hou van je, Sam

35

Hij leeft nog, denk ik eerst. Ik loop rondjes door mijn keuken, op van de zenuwen. Welke waarheid? Waar heeft hij het over? Is dit Sam wel? Buiten staan ze te wachten op de bevestiging van zijn dood, zijn lijk, en het liefst ook het mijne. Ik snap niets van dit berichtje, maar dat geeft niet. Ik besluit dat hij nog leeft en van me houdt. Hij zal het me uitleggen. Mijn hart buitelt door mijn borstkas, ik weet niet of het van angst of van blijdschap is. Ik open het adresboek in de telefoon. Ringvaartdijk 245, staat er. Op Google Maps kijk ik waar het is. In Sloten. Het zegt me niets.

Ik spring onder de douche. Het warme water kalmeert me enigszins. Ik smeer me in met amberkleurige olie die ruikt naar amandelbloesem en bergamot en stel me onze verzoening voor. Een verwilderde, opgejaagde Sam, verward misschien, en bang. Hoe ik hem in mijn armen neem, in een wolk van geuren. Hoe ik zijn hoofd tegen mijn borst druk en hem beloof dat we het gaan oplossen. Het beste is om er meteen mee naar buiten te treden. De waarheid. We geven een exclusief interview.

'Ik raakte ineens volkomen in paniek.' Ik hoor het Sam zeggen. 'Ik moest weg van iedereen, het vloog me aan, wat ik Anne had aangedaan. Dat ik vader werd en mijn belofte niet kon houden.'

'Wat hield die belofte precies in?' vraagt de interviewer.
'Dat ik mijn verantwoordelijkheid zou nemen voor mijn kind. En voor Sammy. Maar het verscheurde me, deze belofte. Ik verlangde zo terug naar Anne. Ik wist zeker dat ik het bij haar verbruid had. En ik ben niet goed met dit soort emoties. Dan klap ik dicht, wil ik me verstoppen, of begraven. Anne kent me.'

Hij leeft nog. Ik prevel het terwijl ik in mijn slipje stap en de bijpassende bh aandoe. Een kanten hemdje en daaroverheen mijn zachtblauwe trui. Mijn fantasie is niet meer te remmen. In Duitsland liggen mijn eicellen, het kan nog. Sam komt terug. Ik zie zelfs een bruiloft voor me. Niet te overdreven. Rustig, in het buitenland. Geen pers. Alleen een klein groepje vrienden. Jazz als mijn getuige. Iedereen in tranen. Ze zullen denken: die twee hebben echt wat meegemaakt, aan deze liefde valt niet te twijfelen.

'Hou op,' zeg ik tegen mezelf. Straks wordt het een grote teleurstelling. Maar ik wil niet ophouden. Alle twijfels die ik de afgelopen weken over Sam en onze relatie had lijken verdwenen. Het was zelfbescherming. Nu weet ik weer hoe groot onze liefde is. Ik vergeef hem alles. En hij mij. Straks kunnen we eindelijk weer zijn zoals we waren. Een stel.

Als ik via de tuin mijn huis verlaat, verstopt onder een honkbalpetje dat Jazz hier ooit heeft laten liggen, komt het wantrouwen weer. Het is niks voor Sam. Veel te ingewikkeld, met prepaidtelefoons en moeilijke adressen. Waarom niet gewoon een briefje? En heeft hij dat pakje zelf in de bus gegooid? Was hij hier terwijl al die fotografen op de gracht stonden te posten? Het moet wel een val zijn. Is het niet gek dat uitgerekend Sammy dit doosje vond? Ik haal mijn iPhone uit mijn tas en bel Jazz. Ze neemt direct op.

'Waar ben je?' val ik met de deur in huis. 'Je zult het niet

geloven, maar ik ben dus op weg naar Sam…'
Aan de andere kant blijft het even stil.
'Jezus,' zegt ze. 'Hoe dan?'
'Er lag een telefoon op de mat, vanochtend…'
'Huh?'
'Ja, het lijkt *Breaking Bad* wel. In de telefoon staat een bericht waarin hij schrijft dat hij het me allemaal kan uitleggen. Dit is geheim, hè, ik mag hier met niemand over praten. Dus please…'
'Raar. Jezus. Weet je zeker dat het van Sam is?'
'Nee.'
'Doodeng.'
'Maar als het niet van Sam is, van wie is het dan wel? Er staat ook een adres in. Hij vraagt of ik daarheen kom, zodat hij me alles kan uitleggen. Ik ben nu onderweg, maar ik ben bang, Jazz. Kan ik niet beter naar de politie gaan? En je moet het hier zien, de hele gracht ziet zwart van de mensen. Een duikploeg zoekt naar zijn lichaam. Nu bij de Nassaukade. Ze hebben een zwarte iPhone 5 in het water gevonden, voor mijn deur…'
'Die kan van iedereen zijn. Denk eens logisch na. Als je je geld moest zetten op het meest geloofwaardige scenario, welk scenario zou dat dan zijn?'
Ik sla links af, de Lijnbaansgracht op, en stop een paar meter voor het volle terras van Het Stoepje, bij een lantaarnpaal.
'Ik weet het niet. Ik weet niks meer. Maar waarom heb jij me niet verteld dat Sam aan de deur was, die zaterdagnacht?'
Er valt een korte stilte. Naast me stoppen twee Amerikaanse toeristen om een foto van elkaar te nemen bij de gracht.
'Het leek me beter… Je was al zo van de kaart. Achteraf

stom natuurlijk, maar ik wilde je beschermen. Wij hebben hem weggestuurd.'

'Ja, dat is te zien op het filmpje van de overburen.'

'Filmpje?'

'Van die zeikerds, weet je wel? Zij hebben kennelijk een camera hangen.'

Ik hoor haar diep zuchten.

'Zo vreemd.' Ik kakel maar door, terwijl mijn hart in mijn keel bonst. Ik heb haar gemist. 'Af en toe heb ik van die vlagen, alsof ik wegzink in een soort droomachtige toestand en dan herinner ik me ineens iets, maar het verdwijnt ook meteen weer, ken je dat?'

'Eh, nee?'

'Weet je wat een Rups is, die kermisattractie?'

'Geen idee. Ik ga nooit naar de kermis.'

'Je zit in een soort trein met allemaal kleine wagentjes die heel hard rondjes rijdt. En net als je denkt dat je het niet meer aankunt en je tegen degene naast je wordt geperst, gaat er een zeil over de karretjes heen. Vroeger duwde de jongen naast je dan snel zijn tong in je mond.'

'Ehm, kom even to the point?'

'Dat gevoel, als het zeil er weer af wordt getrokken en je flarden van mensen en kleuren ziet, zo voelt het. Die herinneringen. Ik weet niet eens zeker of het echt is.'

'Je was heel dronken. En stoned, niet te vergeten. Je zakte in elkaar, dus toen hebben we je op de bank gelegd. Je deed zo raar en agressief. Je hebt Tjebbe bijna van de trap geduwd.'

Dat was de duw die ik me herinner.

'Ging de bel?'

'Ja, natuurlijk. Er kwamen nogal wat gasten langs.'

'Was er ruzie bij de deur?'

'Ook, ja. Maar niet met Sam. Die hebben we meteen

weggestuurd. Er was nog een buurman die kwam klagen over de herrie. Hij begon meteen te slaan. Dat moet je niet doen bij die jongens. Maar even terug naar het meest logische scenario. Dat is toch dat Sam in al zijn aanstellerige paniek is gevlucht en nu een manier zoekt om zonder al te veel kleerscheuren terug te komen? Hij zal zich doodgeschrokken zijn van al die aandacht in de media.'

Ik haal diep adem. Het rupsgevoel is er weer. Ik leg mijn wang tegen de koele lantaarnpaal naast me. Langzaam zakt het gevoel. 'Dus?' Ik zucht. 'Ik ga erheen? In m'n eentje? Kun je niet mee?'

'Ik zit nog bij mijn vader en heb beloofd vanmiddag op te passen.'

'Kom je nog eens terug?' Op de achtergrond hoor ik geschuifel en ik stel me haar voor in haar andere huis, vol leven.

'Ja. Ik denk morgenavond. Voor jou, hoor, niet voor mijn moeder. We gaan niet echt lekker momenteel.'

'Gewoon geen ruzie maken. Laten lullen. Ik heb haar gesproken en ze begrijpt je beter dan je denkt.'

'Ik weet niet... Maar vanaf mijn vader naar school fietsen is zo'n pokkeneind. En die kutkinderen hier zijn ook niet te doen.'

Ik kijk naar de zwerver aan de overkant, die in een vuilnisbak graait en vervolgens iets in zijn mond steekt. Ik moet mijn verstand gebruiken, denk ik. 'Jazz, ik stuur het adres naar jou door. Als ik dan morgen nog niet terug ben...'

'Beter, ik fiets er vanmiddag langs.'

'Je moest toch oppassen?'

'O ja. Ik verzin er wel wat op.'

Nerveus zoek ik in mijn tas naar mijn pakje sigaretten. De telefoon klem ik met mijn schouder tegen mijn oor.

'Shit, wat als ze mijn telefoon afluisteren?'
'We worden niet afgeluisterd,' zegt Jazz. 'Dat kun je meestal horen. Dan is er een vreemde ruis, of rare achtergrondgeluiden.'
'Hoe weet je dat allemaal?'
'Dat weet iedereen.'
'Oké. Daar ga ik. Ik hou van je, Jazz.'
'Over een paar dagen zitten we gewoon weer op jouw bankje in de zon, buuf.'
'Ja.'

Ik beweeg me zo onzichtbaar mogelijk over het drukke terras. De pet en de sjaal doen weinig voor me. Om me heen hoor ik de mensen fluisteren. 'Hé, is dat niet...?' 'Je weet wel, die Anne Koster...' 'Ze zijn nu aan het zoeken, hè, naar die vent.' 'Ze is een rare. Altijd al gevonden.' De verdwijning van Sam heeft in ieder geval één positief effect: niemand durft me meer aan te spreken.

36

Aan de bar waarachter Wim staat zoals altijd, met de Body in het hoekje, zit een bekende rug. Het zwarte leren jasje, het modieus opgeschoren haar. Don. Ik wil weglopen, maar Wims glimlach verraadt me.

Don draait zich om en perst zijn lippen op elkaar in een soort gespeelde treurigheid. 'Sorry,' zegt hij en hij spreidt zijn armen. Ik blijf staan, als bevroren, tot hij opstaat, naar me toe komt en me omhelst.

'Wat doe jij hier?'

'Lieverd, ik kan het niet loslaten. Ik wilde deze kroeg checken. Hier is Sam voor het laatst geweest.'

Ik voel me slap en bedenk dat ik nog niets gegeten heb.

'Deze plek wilde ik voor mezelf houden,' zeg ik zacht.

'Anne, het spijt me dat ik twijfelde aan je... jezus, hoe zeg ik dat? Je geestelijk welzijn. Maar ik denk de hele tijd aan je. Zo in je eentje in dat grote huis... Wat een klotezooi, schat. Je bent het zeker ontvlucht, die kermis voor je deur?'

Ik knik. Don moet weg.

'Wat wil je drinken?'

'Doe maar koffie.'

'Wim, een cappuccino voor Anne. Wim en ik zijn hier

stevig aan het bonden, hè, Wim?'

Wim draait zich bokkig om, met zijn rug naar ons toe. Hij buigt zich over de bar nadat hij een koffie voor me heeft neergezet en wrijft zijn handen droog aan een theedoek. 'Ik wil wel effe kwijt dat ik echt de schijt heb van al die sensatiezoekers. Wie heeft in godesnaam op tv verteld dat dit je stamkroeg is, Anne, en dat Sam hier voor het laatst gezien is?'

'Sammy, denk ik?' zegt Don.

'Ik snap niet waarom er zo'n toestand van wordt gemaakt. Godskolere, wat een gezeik om dat joch. En hoelang is hij weg? Als ik hem was zou ik altijd wegblijven.'

'Een ettertje, dat is het,' mompelt Don.

Wim knikt haast onzichtbaar met zijn hoofd naar Don. Ik trek op mijn beurt mijn wenkbrauwen op. Gelukkig gaat zijn telefoon en loopt hij naar buiten.

'Kan ik je onder vier ogen spreken?' vraag ik aan Wim.

Hij pakt mijn hand en troont me mee naar een smal keukentje, waar het ruikt naar frituur. 'Wat is er, meid?'

Tranen schieten in mijn ogen.

'Hou het droog, mop.' Hij geeft me een kus op mijn voorhoofd.

'Ik heb een bericht van Sam gekregen.'

'O? Hoe dan?'

Ik laat hem de prepaidtelefoon zien.

'Nou ja, zeg,' mompelt hij, waarna hij geroutineerd vier tosti's uit de vriezer pakt en ze op de grill legt. Daarna staart hij me zwijgend aan. Zijn ogen zijn waterig en geel. 'Ja, wat wil je dat ik zeg?'

Ik bijt op mijn lip en slik mijn tranen weg.

'Die lamlul loopt te kloten als een malle. Wat is dit nu weer voor aanstellerij?'

'Ik ga er wel heen,' stamel ik.

'Van mij kon-ie de tering krijgen. Maar dit kan ook van een of andere gek zijn, hè, dat weet je?'

Ik sla mijn handen voor mijn ogen en knik. Ik schaam me voor mijn eigen naïviteit. Maar toch ben ik vastbesloten. Ik moet het weten, koste wat het kost.

'En wat wil je precies van mij?'

'Jij bent een van de weinigen die ik vertrouw. Ik wil dat je weet waar ik naartoe ga. Mocht het niet goed zijn, dan weet jij waar je me kunt vinden.'

'Als het niet goed is… dan ben ik te laat, schat. We gaan dit heel anders doen. Je weet zeker dat je erheen wilt? Want je weet het, hè, ik haat de juten, maar nu zeg ik: geef het adres aan de politie.'

'Ik ga erheen.'

'Oké. Geef me die telefoon.'

Ik geef hem het toestel. Hij zet er een nummer in.

'Druk op 1 en ik kom eraan. Geef me nu ook je eigen telefoon.'

Aarzelend pak ik mijn iPhone uit mijn tas.

'Deze leg ik hier in de kluis, daar komt geen kloot doorheen. Kan niemand je traceren. Alleen wij.'

'Mijn hele leven zit erin,' fluister ik.

Wim grinnikt. 'Laat me raden,' zegt hij. 'Beveiligingscode vier keer nul?'

Ik knik en kan wel door de grond gaan.

'Het komt goed, wijffie. Ik twitter zelfs voor je als het moet. Krijg je wel een hoop gezeik over de spelling.' Wim lacht om zijn eigen grap. 'Nu wegstoppen dat ding. Ik zou alles wat erin staat uit mijn hoofd leren en verwijderen, als ik jou was.'

'Waarom weet je dit allemaal?'

'Gaat je geen moer aan. Ik ga nu terug naar de klanten, maar één ding, Anne.' Met zijn dikke wijsvinger zwaait hij

waarschuwend naar mijn gezicht. 'Ik doe dit voor jou. Niet voor hem! Vertrouw me, maar hou ons d'r verder buiten. En laat ik die kloothommel nooit maar dan ook nooit meer hier zien. Niet bellen, onze naam niet noemen, niks.'
 Ik knik. Mijn hart lijkt in mijn keel gekropen.
 'Kijk mop, jij bent familie. Alles voor jou, dat weet je. Jij zit hier.' Hij klopt op zijn borst. 'Maar hij...' De vuist gaat omhoog.

Eenmaal buiten rook ik nog een sigaret met Don. Mijn handen trillen.
 'Anne, ik heb nagedacht, en ik denk dat we in deze situatie geen overhaaste beslissingen moeten nemen. We hebben elkaar straks nodig. Ik heb jou *sure as hell* nodig. Ik hou van jou! Je bent meer dan een klant voor me, dat weet je toch?'
 'Het is goed, Don,' mompel ik en ik neem een diepe hijs van mijn sigaret. Ik kan hem niet aankijken. Daarvoor ben ik te opgefokt.
 'Is er nieuws? Iets wat ik moet weten?'
 'Nee,' zeg ik. 'Hij ligt in ieder geval niet in mijn gracht.'
 'Natuurlijk niet. Hij komt wel weer tevoorschijn. Mijn hele *guts* zegt dat. Het is hier geen CSI.' Hij slaat een arm om me heen en trekt me naar zich toe. 'Vriendjes?'
 'Altijd,' zeg ik.

Hoe kom ik op Ringvaartdijk 245, vraag ik me af wanneer ik de hoek omsla. Wim heeft mijn telefoon. Geen Google Maps dus. In een taxi kan ik herkend worden. Met de auto? En als ze die zien staan? Wat als het een grote valstrik is? Ik sta er alleen voor. Nee, niet alleen, ik heb Wim en Jazz. En ik heb geen keus. Of jawel, ik kan ook naar de politie gaan. Sam verraden. Maar dat wil ik niet. Ik twijfel aan alles wat ik mezelf wijsmaak, maar ik kan niet anders dan hiermee doorgaan. Ik wil weten waar het eindigt. Misschien offer ik mezelf op voor de liefde. Het maakt me niet meer uit. Ik stop bij de sigarenboer annex toeristenshop, zet mijn fiets op slot en loop naar binnen om een kaart van Amsterdam te kopen.

37

Op de kaart schatte ik het in op twintig minuten fietsen. Buiten adem bereik ik een uur later mijn bestemming. Ik heb in geen jaren zo'n eind gefietst. Mijn conditie blijkt matig en ik hang hijgend en zwetend over het stuur. De Ringvaartdijk is smal en omzoomd door groen. Het doet me denken aan de plek waar ik ben opgegroeid, in de kop van Noord-Holland, waar ik iedere dag zo'n eind fietste, om maar weg te zijn van huis, weg van de spanning. Ditmaal ga ik er recht op af. Ik vind mezelf best stoer.

Nummer 245 blijkt een woonboot, verstopt achter hoge struiken en een verroeste zeecontainer. Ernaast staan groen uitgeslagen tuinstoelen van wit plastic. Ik parkeer mijn fiets achter een aanhangwagen waarop een oude gedeukte ijskast staat en doe hem op slot. Daarna stap ik over wat lukraak neergegooide planken. Naast me, half verscholen in het groen en het water, ligt een half leeggelopen opblaasboot. Ondanks het juichende groen en de zon hangt er een sombere sfeer. Dit is een plek waar lijken worden gevonden. Ik huiver. De boot ziet er onbewoond en vervallen uit, met dichtgetimmerde ramen en vermolmde houten buitenwanden. Langs de dijk staan auto's met buitenlandse kentekens, maar er is nergens iemand te bekennen.

Ik sluip door het hoge gras naar de voordeur, mijn oren gespitst. Ik hoor niks. Voor de ingang van de boot is het gras platgetrapt. Ik had iets van een wapen mee moeten nemen. Wie is er zo gek om geheel onvoorbereid naar zo'n desolate plek te gaan in haar eentje? Ik kijk om me heen. Als ik hier schreeuw, zal niemand me horen. Ik hoor ergens een hond blaffen en in de verte raast het verkeer, maar vanaf de boot en uit de directe omgeving komt geen enkel geluid. Naast de kleine, smalle deur, die op een kier staat, is een raam, afgedekt met hardboard. Ik zet mijn handen ertegenaan en probeer naar binnen te kijken door een open kiertje. Ik zie alleen zwart. In de sponningen van het raam zitten nog resten glas, en ik wrik er een grote scherf uit, die ik voorzichtig in het voorvakje van mijn tas stop. Als ik iets over mijn pols voel druppelen, zie ik dat ik in mijn wijsvinger heb gesneden. Ik lik het bloed eraf, en met bonkend hart duw ik zachtjes tegen de deur die opengebroken is. Een kettingslot hangt er los bij. Door het beven van mijn hand klingelt de ketting mee.

Binnen is het aardedonker. Zonder het licht van buiten zie ik niets, maar toch sluit ik voor de zekerheid de deur achter me. Ik zoek in mijn tas naar vuur. 'Hallo?' fluister ik. En dan nog een keer iets harder: 'Hallo?'
Ik voel dat er iemand is. Meen zelfs iemand te horen ademhalen. Ik ruik transpiratie en wiet. Eindelijk heb ik mijn aansteker gevonden en ik klik hem aan. Op de vloer ligt een zwarte drab. De wanden van de ruimte waarin ik me bevind zijn zwartgeblakerd, alsof er ooit brand is geweest. Zo ruikt het ook. Ik keer me om en zie in het licht van het vlammetje van de aansteker dat ik in een kleine hal sta. De deuren zijn uit de openingen gehaald. In het kamertje rechts in de hoek, op een soort bank, ligt een berg

dekens waaronder een mens lijkt te slapen. Ik weersta de neiging weg te rennen en loop door, stap voor stap, in de richting van het lichaam. Waar ben ik mee bezig? Dit is belachelijk. Ik ruik een penetrante schroeilucht, als van verbrand haar, en voel ineens een gloeiende pijn aan mijn duim. In een schrikreactie laat ik de aansteker vallen. Ik buk en tast met mijn vingers door de drab. Mijn duimnagel lijkt in de fik te staan. Het vreemde gesnuif dat ik hoor, blijkt de echo van mijn eigen ademhaling. Ik stoot iets om en voel dan eindelijk de vertrouwde rechthoek van mijn aansteker. Met mijn goede duim draai ik aan het wieltje en na een paar mislukte pogingen is er een klein blauw vlammetje, net genoeg licht om te zien dat aan de wand voor me een plank hangt waarop een kaarsstompje op een schoteltje staat. Na drie mislukte pogingen de kaars aan te krijgen, lukt het. Mijn schouders zitten zo ongeveer bij mijn oren, alsof ieder moment iemand me in mijn nekvel kan grijpen.

Wanneer ik me met de kaars omdraai naar de bank, zie ik tussen de beschimmelde tuinstoelkussens en een paardendeken het behaarde, lijkbleke gezicht van een man. Zijn ogen zijn gesloten. Het lijkt wel een schilderij van Rembrandt. Misschien slaapt hij. Misschien is hij dood. Ik weet dat het Sam is, hetgeen me wonderlijk rustig stemt. Hier zijn we, samen, dicht bij het einde van deze nachtmerrie. Ik raak zijn lippen aan. Hij reageert niet. Ik leg twee vingers in zijn hals, maar heb eigenlijk geen idee waar je precies moet voelen om een hartslag te vinden. Onder het oor, geloof ik. En dan ontsnapt er een heel klein pufje aan zijn blauwe lippen. Hij leeft nog. Ik zeg zijn naam. Ik roep zijn naam. Ik streel zijn voorhoofd en roep zijn naam. Ik kom overeind. Het is onmogelijk dat Sam die telefoon bij mij naar binnen heeft gegooid in deze toestand. Ik moet weg hier. Ik deins achteruit en graai in mijn tas naar de telefoon. Als in slow motion lijken mijn voeten onder me vandaan te glijden. Ik klauw om me heen en probeer overeind te krabbelen, maar de vloer is te glibberig.

Plotseling is er licht. Achter me hoor ik zacht geschuifel. Iemand vloekt zachtjes: 'Godverkut.' Het licht dooft weer als de deur wordt dichtgeslagen.

Ik werp me op het lichaam van Sam, grijp hem bij zijn schouders en voel een kleverige nattigheid in zijn nek. Hij stinkt naar ongewassen ziek mens. Achter me staat iemand. Ik knijp mijn ogen dicht omdat ik het niet wil weten. Ik wil sterven, hier, in de armen van Sam. Ik hoor een zacht gesis, ruik een vleugje gas. Een kleine hand die me overeind probeert te trekken.

'Anne, kom op. Je maakt het alleen maar erger door zo op hem te liggen. Kom.'

Ik laat Sam los en kijk naar mijn donkerrode handen. Bloed. Dan draai ik me om.

Door het schijnsel van het koude licht kijk ik in bekende ogen. Ze is gekomen.

38

'Ik heb het geprobeerd, Anne, om deze shit voor je op te lossen. Maar het lukt me niet. Het is een puinhoop. Je moet ons helpen.'
Ze gaat me voor naar een ruimte die dienstdoet als woonkamer. Er staan een versleten bankstel, een stapel bierkratten en een lage tafel vol asbakken, lege glazen en half leeggegeten bakken afhaaleten. Ze zet de zaklamp op tafel en ploft neer op de bank.
Ik sta als bevroren bij de deur. 'Sam moet naar het ziekenhuis,' breng ik hijgend uit. Mijn ademhaling lijkt op hol geslagen. 'Nu. Hij gaat dood hier.'
'Als we dat doen, moeten we ook vertellen wat er echt gebeurd is. En dan zijn we *screwed*. Ik weet het ook allemaal niet meer!' In haar stem klinkt paniek.
'Wie zijn we?'
'Ik. Tjebbe, weet je nog? Je *toyboy*. En jij.'
'Wat heeft hij hiermee te maken? Waar zijn jullie mee bezig, in hemelsnaam? Zijn jullie gek geworden of zo?'
Ze schiet overeind. 'Of ik gek geworden ben? Dat vraag jij? Wij zijn hier godverdomme jouw fucking probleem aan het oplossen! Daarom is hij hier! En wie heeft Sam dit aangedaan, denk je?' Ze haalt een pakje shag tevoorschijn en ploft weer neer.

Ik kan alleen maar denken aan Sam, die twee meter verderop dood ligt te gaan. Ik staar naar mijn handen, waarop zijn geronnen bloed zit. 'Is hier water?' vraag ik.

Jazz knikt naar een aanrecht, waarop een jerrycan water staat.

Ik was mijn handen en veeg ze droog aan mijn broek. 'Ik ga 112 bellen.'

Ze kijkt me aan met een van stress vertrokken gezicht. 'Je luistert niet naar me. Dat had je die nacht moeten bedenken. Dan hadden we hier nu niet gezeten. Denk je dat wij hem dit hebben aangedaan? Wíj hebben hem niet voor zijn kop geslagen. We hebben hem eerder gered.'

'Gered? Dit noem jij gered?' Ik wil terug naar hem. Zijn wond verzorgen, hem vasthouden.

'Kijk eens daar,' zegt Jazz en ze wijst naar het kastje onder het aanrecht. Ik open het en zie een hele verzameling aan medicijnen, flesjes en gaasjes.

'Tjebbes vader is oncoloog. Hij heeft die shit geregeld.'

'Jullie zijn hier doktertje aan het spelen?'

Jazz balt haar vuisten. 'Jij, Anne! Jij hebt dit gedaan. Jij moest hem zo nodig met een steen voor zijn kop slaan.'

39

Op mijn knieën zit ik naast Sam, starend naar zijn gesloten ogen. Ik heb het bloed uit zijn mooie haren gespoeld, zijn gezicht en zijn zachte magere handen gewassen, de dekens uitgeklopt en zachtjes opnieuw om hem heen gevouwen.

'Wat moet ik doen, Sam?' fluister ik, met zijn hand in de mijne, terwijl de tranen mijn ogen vullen. Alle keren dat ik mijn zelfbeheersing verloor herinner ik me als de dag van gisteren. De theepot. De stoel. Iedere kras die ik in mijn eigen vlees zette herinner ik me ook. Er zijn zwarte gaten in mijn geheugen, maar die hadden altijd te maken met drank, pillen, met het uitschakelen van mijn gevoel. Vooral de woede. De woede vergeet ik nooit. De hete sensatie, de explosie, gevolgd door diepe schaamte. Niets van dat al heb ik die nacht ervaren. Als dat wel zo was, had ik het geweten.

En toch. Jazz was erbij. Het is gebeurd in de tuin, op de drempel naar mijn keuken. Sam was uiteindelijk achterom gekomen, nadat hij bij de voordeur werd geweigerd door Jazz' vrienden. Daar zag hij me in de armen van Tjebbe en hij flipte. Alsof hij daar enig recht op had. Er ontstond een duw- en trekpartij tussen hem, Jazz en haar vrienden, tot ik in de gaten kreeg wat er precies aan de hand was en ik me er zo dronken als een tor mee wilde bemoeien. Ik heb Tjebbe geduwd. Dat weet ik nog. Een ruzie gehoord. Ook dat weet ik nog. De vlaag koele grondgeur die ineens binnenwaaide. Zelfs dat weet ik nog. En daarna is het blanco. Of nee, niet blanco, maar zwart. Kroop ik een trap op? Ging ik over mijn nek? Verdriet. Dat komt boven. Diep oerverdriet, over onrecht en alles wat ik verloor.

'Sam,' fluister ik. 'We zijn in de hel beland. En ik weet niet wat ik moet doen. Maar jij... jij bent niet zo'n vechter, maar nu moet je.' Ik dep zijn korstige lippen met een doekje en pers er wat druppels water uit, boven zijn mond. Ik weet niet of ik het me verbeeld, maar als ik mijn adem inhoud hoor ik kleine kreuntjes. Wil hij iets zeggen? Heeft hij pijn? Is dit zijn laatste ademteug?

Ik trek mijn tas naar me toe. Ik moet ophouden met twijfelen. Het enige wat nu telt is Sams leven. Als ik dit op mijn geweten heb, moet ik daar ook de verantwoording voor nemen. Wat is het alternatief? Hem laten sterven, ergens begraven en zelf verder leven met zijn dood op mijn geweten? Zo verdergaan lijkt me erger dan de hel. Ik pak Sams koude hand en druk hem tegen mijn mond. Misschien moet het zo zijn. Is dit niet voor niets gebeurd. Sta ik aan het einde van de keten agressieve genen. Misschien is het niet de bedoeling dat ik me voortplant, maar moet ik de straf uitzitten die mijn vader verdiende maar nooit heeft gekregen.

Mijn tas voelt leeg. Ik open hem. Mijn sigaretten, mijn portemonnee, mijn huissleutels, mijn paracetamol en zelfs die ene alprazolam die ik voor noodgevallen bij me heb zijn weg. Dus ook de telefoon.

'Zoek je deze?' vraagt Jazz.

Ik draai me om. Ze staat achter me en houdt de zwarte Nokia omhoog.

'Er moet een ambulance komen. Ik zal mezelf aangeven.'

'Jij spoort echt niet.'

'Kom op, Jazz. Ik neem alle verantwoordelijkheid op me. En ik waardeer jullie hulp. Maar jullie hadden dit niet moeten doen.'

Jazz begint tegen een houten wand te trappen, totdat de deur opengaat en Tjebbe binnenkomt, weggedoken in de capuchon van zijn sweater.

'*What's up?*' zegt hij. Hij volgt Jazz' opgefokte blik. 'Shit. Ze is er. Wauw.'

'Tjebbe. We moeten hulp halen.' Ik probeer autoriteit in mijn stem te leggen.

'Joh. Dat zeg ik al de hele tijd.' Hij reikt me een plastic tas aan, waarin een hele verzameling aan nieuwe medicamenten zit.

'We halen helemaal niks. Hoe vaak hebben we niet besproken wat we gaan doen? Ze is nu hier en zij mag het afmaken. Als het klaar is, pakken we ons leven weer op. Zoals het vroeger was. Voor deze lul alles verpestte.'

Ik gooi de tas leeg en zie spuiten, flesjes en doekjes. 'En wat hebben jullie precies besproken? Wat is jullie plan?' vraag ik.

'Jazz wil hem doodmaken. En dan de boot in de hens steken. Dan is alles wat naar ons wijst weg. Dat met die telefoon, dat had ze uit een of andere serie. Leek haar een toffe manier om je hier te krijgen. En het is gelukt.'

Mijn oren beginnen te suizen. Ik moet kalm blijven. Ik ben hier met twee dolgedraaide pubers die lijken te denken dat het om een of ander computerspel gaat. Ik haal diep adem en zeg zo rustig mogelijk: 'Dat klinkt mij nogal naïef in de oren. Er is altijd wel iemand die jullie heeft gezien. Hoe komen jullie aan deze plek?'

'Dit is onze *hangout*,' begint Tjebbe. 'Deze boot is al jaren onbewoond. Op een nacht hebben we hem opengebroken...'

Jazz geeft hem een stomp.

'Dan zijn er dus meer vrienden van jullie geweest. Je kunt mij niet wijsmaken dat niemand iets heeft opgemerkt. Ze zullen sporen vinden van een lichaam, en er dan achter komen dat het Sam is. Hij is een vermiste persoon. Zijn DNA zit al in de politiecomputer.' Ik zeg maar wat, in de hoop dat het indruk maakt.

'Nou, daarom ben jij dus hier,' zegt Jazz.

'Ik snap het niet helemaal.'

'Ik eigenlijk ook niet,' zegt Tjebbe. Hij lijkt opgelucht dat hij niet meer alleen met haar is.

'Jij gaat hem doodmaken. Zoals je al probeerde met die baksteen. Ik heb het geprobeerd, maar ik kon het niet. Tjebbe ook niet. Daarom moet jij het doen.'

Ik staar haar aan. Mijn lieve Jazz. Mijn buurmeisje. Zo dapper, zo stoer, zo mooi en kwetsbaar. Ik verbaasde me altijd over haar wijsheid. Nu staat ze tegenover me als een vreemde. 'Wat is er met je gebeurd, Jazz?'

'Iemand moet dit doen, toch, dit klerezootje van je opruimen? Heb ik daarom gevraagd? Nee. Maar het gaat nu niet meer om wat er gebeurd is. Het gaat om wat er moet gebeuren.'

Ik leg mijn hand op haar arm. 'Weet je wat? Laat mij hier. Bij hem. Geef me mijn telefoon terug. Ik geef jullie de tijd om je sporen te wissen en weg te gaan. Ga rustig naar school, of naar je moeder, leg die spuiten en flesjes terug. Ik verzin wel een verhaal. We zijn allemaal beter af als Sam blijft leven.'

Tjebbe kijkt naar Jazz. Jazz kijkt naar mij, met een verbetenheid en een pijn die ik plotseling herken. Ik heb het eerder gezien. Maar ik wilde het niet. Het is zo'n grote schok dat ik zelfs nu mijn eigen herinnering probeer te ondermijnen. Zij is de enige. De enige die ik vertrouwde. Die licht bracht in mijn bestaan, de laatste weken. Ze is de jeugd, de toekomst, de hoop.

'Ook jij hebt het met Sam gedaan.' Ik zeg het rustig. Ik voel geen enkele paniek. Slechts een enorme teleurstelling in Sam.

'Ik moet echt even in de chill,' zegt Tjebbe en hij loopt naar het voorruim.

'De derde vrouw. Mijn moeder zei het. "Wie zegt dat er niet nog eentje is?" zei ze.'

'Ik kan gewoon niet geloven dat jij dit zegt.' Jazz' ogen worden vochtig. Ze gaat op de grond zitten en begint een jointje te draaien. 'Je was mijn heldin, Anne, dat weet je. Mijn voorbeeld. Maar nu... Zo laf van je om het om te draaien. Weet je wat Tjebbe en ik doormaken? We zitten ineens opgescheept met die gast waar half Nederland naar op zoek is. Terwijl jij... Ik stond ernaast. Je was razend. En terecht trouwens. Als ik niet vond dat je volkomen gelijk had, hadden Tjebbe en ik je nooit geholpen.'

Ik sla een arm om haar heen. Ze is als een dochter voor me. Ik kan haar niet haten. 'Ik geloof echt dat je denkt dat je me helpt. En ook dat je dat dacht toen je Sam neersloeg.'

Haar ogen staan donker. Ze bijt op haar onderlip.

Ik snap niet dat ik nooit eerder heb gezien hoe beschadigd ze is. Hoeveel we op elkaar lijken. Ik kijk naar haar en alles valt op zijn plaats. 'Hoe is het begonnen, tussen jou en Sam?'

Haar schouders schokken. Ze wendt haar blik af en steekt de joint aan. 'Weet je hoe hoog ik jou had zitten?' Ze is ineens weer een kind.

'Niet hoog genoeg om van mijn vriend af te blijven.'

'Hij kwam naar mij toe.'
Mijn rug is koud en stijf. Sammy. Jazz. Hoeveel vrouwen heeft hij nog meer gepakt? Misschien ook wel Daniela. Mabel. Mijn styliste. Daarom haten ze hem allemaal. Iedereen wist het. Behalve ik.
'Jij wist ook niets van Sammy.'
'Nope.'
'Dus jij was net zo gekwetst als ik... Hoe, Jazz? Hoe is het begonnen?'
'Relax. Het stelde niet zoveel voor. Althans, volgens hem niet.'
'Was het je eerste keer?'
Ze haalt haar schouders op. De hond. Mijn leven met hem is één grote leugen geweest.
Het is opmerkelijk hoe rustig ik ineens ben. De fladderende angst die wekenlang opgesloten zat in mijn borstkas lijkt verdwenen. Dat is wat de waarheid met je doet. Of het bereiken van de bodem.
'Hij begon. We kwamen elkaar toevallig tegen. Hij zat op het terras bij Finch, ik liep langs. Ik had wat gedronken en was op weg naar huis. Hij vroeg of ik erbij kwam zitten. Ja, ik vond het wel cool, en hij gaf me ook nog een biertje. En nog een. Toen zei hij dat hij me zo mooi vond. Gek, hè, ik vond hem altijd een slappe lul, maar toen zag ik wat jij in hem zag. Hij kan heel intens zijn. We liepen samen naar huis en bij de Noorderkerk kuste hij me ineens. Omdat het zo'n bijzondere nacht was, en het leven geleefd moest worden. Dat zei hij. En ook dat ik zo goed kon luisteren en zo slim was. Jij lijkt dwars door me heen te kijken, zei hij.'
Je lijkt dwars door me heen te kijken. Dat waren ook zijn eerste woorden tegen mij. En vast ook tegen Sammy.
'Hij heeft je toch niet bij de kerk...'

Ze schudt haar hoofd. Haar blik blijft op de grond gericht. 'In jullie bed,' fluistert ze.

Ik grijp naar mijn keel.

'Jij was weg, ik weet niet meer waarheen. Hij was heel lief. Ik weet hoe het klinkt. Walgelijk. Maar ik voelde me niet schuldig. Dat hoefde ook niet, zei hij. Het was gewoon één mooie nacht die niemand ons kon afnemen. Dat zei hij. We hadden zo'n goed gesprek. Maar na die nacht negeerde hij me. Dus uiteindelijk was het ook walgelijk...'

'Jij hebt alles in gang gezet.' Ik zeg het meer tegen mezelf dan tegen haar.

'Toen hij me negeerde, begon ik hem te haten. Of nee, ik haatte jullie. Samen.'

'Je was verliefd op hem.'

Jazz knikt.

'Heeft hij je verteld over mijn jeugd? En mijn...'

'Afwijking,' vult Jazz aan.

Ik weet niet welk bedrog groter is. Neuken met een ander, of de geheimen van je partner met een ander delen.

'Wat is er echt gebeurd die nacht? Dieper kunnen we niet zinken, Jazz, vertel het me gewoon. Ik weet dat ik hem niet heb geslagen.'

Ze begint te beven over haar hele lichaam. Een meisje is ze, een kind, in de steek gelaten door haar vader, ingeruild voor nieuwe kinderen, verlaten door Sam.

'Wees jij maar blij dat je geen baby met hem hebt,' zegt ze bozig. Ze veegt haar ogen droog met haar mouw.

'Hij stond in de tuin en wilde jou spreken. De jongens haalden mij erbij, om hem weg te sturen. Ik vroeg hem dus op te rotten en zei dat je met een ander bezig was. Toen begon hij te zeuren, over alle fouten die hij had gemaakt. Hoeveel spijt hij had. Dat met mij was ook een fout, zei hij. Misschien moeten we dit met Anne bespreken, zei ik, kijken wat zij ervan vindt. Hij pakte me heel hard beet en zei dat ik mijn bek moest houden. Het deed pijn, weet je? Ben ik dan verdomme alleen maar een foutje? Voor ik het wist had ik die steen in mijn hand, je weet wel, van die stapel naast je tuindeur.'

De klinkertjes die ik een paar maanden geleden heb besteld, om een laag muurtje aan te leggen langs mijn rozenstruiken.

'Ik haalde uit. Ik was zo boos. Ik wist niet... Het ging vanzelf. Hij ging meteen gestrekt. Tjebbe heeft me geholpen. Met de auto van zijn vader.'

Ik sta op en loop langs haar.

'Wat ga je doen?' vraagt ze.

'Ik moet wat frisse lucht hebben,' zeg ik en ik duw tegen de deur. Wanneer ik naar buiten stap, voel ik een klap tegen mijn knieholten. Het is alsof ik dwarrel en in duizend stukjes kapot val op de stalen drempel.

40

Ik hoor ze druk praten. Het klinkt ver weg. Ik heb moeite met ademhalen, doordat ik onder iets lig. Het kriebelt. Mijn armen zijn vastgesnoerd, ik kan alleen mijn vingers een beetje bewegen. Bij iedere ademteug ruik ik de geur van verrotting. Kennelijk lig ik naast Sam.

Tjebbe lijkt te huilen.

'Hou je bek. We blijven bij het plan. Weet jij iets beters dan?'

Ik probeer te draaien. Het lukt niet.

'Ik kan dit niet. Ik kan dit gewoon niet.' Tjebbe blijft het herhalen. 'Jij zei dat zij het zou oplossen! Dat zei je!' Zijn stem slaat over.

'Ik weet ook echt niets anders.'

Dan is het stil. Aan Sams mond ontsnappen kleine pufjes. Zijn pijn doet me niets op dit moment. Het is alleen nog maar schaamte wat ik voel, schaamte voor het feit dat ik met zo'n cliché heb geleefd. En waarom heb ik het niet gezien? Waarschijnlijk omdat ik het niet wilde zien. Ik koos ervoor te geloven in het plaatje van de powervrouw met de knappe, jongere vriend. Hij koos ervoor de poten onder mijn lijf vandaan te schoppen. Ik liet dat toe. Zou het dan toch zo zijn dat je uitkiest waar je bekend mee bent? Bedrog

en pijn? Hoewel... Waarom zou ik Jazz geloven? Zij heeft me zojuist vastgebonden. Waarom dacht ik uitgerekend met haar een diepe verbinding te voelen? Zag ik haar als een dochter en een spiegel? Herkende ik haar woede en eenzaamheid? Was zij als mijn zus, en wilde ik haar redden? Met mijn kont duw ik Sams lichaam naar achteren. Zo heb ik meer bewegingsruimte. Ik draai totdat ik op mijn rug lig. Ik heb zin om hem te bijten. Zijn strottenhoofd met beide handen dicht te knijpen. Maar die mazzel gun ik Jazz niet.
Millimeter voor millimeter schuif ik mezelf omhoog. De banden waarmee ze ons hebben vastgesnoerd snijden in mijn vel. Gelukkig kan ik goed tegen pijn. Mijn hoofd bungelt inmiddels over de rand van de plank en explodeert bijna.
'Jij moet het doen. Jij weet hoe het moet.'
Enkele seconden later klinkt achter me een doffe plof.
'Hoi.' Tjebbes adem ruikt naar wiet en paprikachips.
'Wat moet je doen?' vraag ik zacht.
'Sst.' Hij legt een hand op mijn mond. Zijn ogen gaan alle kanten op, om mij maar niet te hoeven aankijken.
'Ik heb de verkeerde,' roept hij naar Jazz. 'Stil zijn,' hijgt hij langs mijn wangen. Zijn handen graaien onder de deken naar de riem die in mijn schouder snijdt.
'Welke moet je hebben dan?' roept Jazz terug.
'In het doosje, links onder het aanrecht. Bruin flesje met oranje dop.' Tjebbe streelt mijn nek. 'Ik meende het. Die kus. Ik vind jou echt zo sexy.' Hij legt zijn wijsvinger tegen mijn lippen.
'Help me,' fluister ik. Zo voorzichtig mogelijk probeer ik mijn been omhoog te trekken, onder het touw rond mijn knieën vandaan. Mijn kuitbeen brandt. 'Er zijn mensen onderweg hierheen.'

Hij rommelt aan de gesp, en ik weet niet of hij me nu losmaakt of strakker vastbindt.

'Tjebbe?'

Eindelijk kijkt hij me aan. In zijn ogen staat angst.

'Help me,' stamel ik nogmaals. De seconden lijken uren te duren. Mijn rechterbeen is los en ligt tegen het koude lichaam van Sam aan. Tjebbe drukt een kus op mijn mond. Ik voel zijn tong en open mijn lippen. Zijn hand betast mijn borst, waarna hij naar mijn schouders glijdt en de gesp pakt. 'Het komt goed. Vertrouw me,' fluister ik.

Beverig maakt Tjebbe de gesp los.

Dit is niet het moment voor twijfel. Ik leg mijn bevrijde hand in zijn nek en trek hem naar me toe. Wanneer hij zijn ogen sluit, gooi ik mijn hoofd naar achteren en dan, met volle kracht, kop ik mijn voorhoofd tegen zijn neusbrug. Ik hoor het bot breken.

Ik trek mijn linkervoet los en schiet overeind. Tjebbe ligt kermend te kronkelen op de vloer. Ik duik naar mijn tas en voel aan het voorvakje. De glasscherf heeft Jazz niet gevonden. Ik klem hem in mijn vuist en wacht tot ze binnenstormt. Maar ze komt niet. Op Tjebbes gekreun na is het muisstil op de boot. Zou ze weg zijn?

'Djiezus. Fuck. Kutwijf.' Tjebbe kruipt tegen de wand met zijn hoofd in zijn handen.

'Waar is Jazz?' vraag ik.

'Weet ik veel.'

De stilte is angstaanjagend. Als verlamd zit ik naast de voordeur, bang dat als ik opsta en naar buiten wil lopen Jazz me zal bespringen.

'Ik denk dat ze gewoon weggegaan is,' zegt Tjebbe. Hij probeert omhoog te komen, maar zakt dan weer kreunend ineen. 'Mijn hoofd,' mompelt hij, en hij begint te braken.

Voorzichtig schuifel ik het halletje in, met mijn rug tegen de muur, naar de woonruimte. Die is leeg. Ik loop naar de deur en probeer die open te trekken. Mijn hand trilt zo dat ik de klink niet kan pakken. Ik laat de glasscherf vallen en probeer het met twee handen. De deur zit op slot. Boven me hoor ik gekraak. Dan ruik ik het. De doordringende geur, die een grote paniek aanwakkert. 'Kom op!' schreeuw ik en ik probeer Tjebbe overeind te krijgen. 'We moeten eruit!' Ik sleur hem mee naar de deur, pak de glasscherf en zet mijn voet tegen de plaat hardboard waarmee het raam is dichtgetimmerd. Ik trap als een waanzinnige. Ik wil eruit. Nu. Ik denk niet meer aan Sam. De splinters die mijn huid binnendringen voel ik nauwelijks. Het maakt niet uit. Weg moeten we.

Tjebbe heeft nu ook door wat er aan de hand is en werpt zich tegen de deur.

Ik trap en schreeuw in de hoop dat iemand ons hoort. Het gat in het hardboard is eindelijk groot genoeg. Ik steek een been erdoorheen waarna Tjebbe me ongeduldig door het gat naar buiten duwt en ik er op handen en knieën uit kruip. Als ik me in het gras laat vallen, is Jazz er.

Ze schopt me, boven me uit rijzend, met een jerrycan in haar hand. Het laatste restje benzine gooit ze over me heen.

Mijn ogen en huid branden, de lucht slaat op mijn longen. Ik krabbel overeind zonder iets te zien en begin wanhopig om me heen te maaien met de scherf. En wankel in de richting waarvan ik denk dat het water is. Jazz krijst. Heb ik haar geraakt? Ik blijf zwaaien. We zijn geen mensen meer, maar dieren in doodsangst. Ik draai en draai, duizelig en misselijk, maar ik kan het niet opgeven. Dit mag niet mijn graf worden. Plotseling raakt mijn arm een hand.

Stevige vingers grijpen me vast, dwingen me de scherf te laten vallen. 'Rustig maar schoonheid, het is klaar, kom.'

41

'Waarom heb je me godverdomme niet gebeld? Ik geef je mijn nummer niet voor de kat z'n kut,' bromt Wim. Hij heeft Jazz in de houdgreep. De Body geeft me water om mijn ogen en gezicht mee schoon te spoelen. Langzaam wordt mijn zicht helder.

Ik zit hijgend in het hoge gras. Naast me ligt Tjebbe, met zijn handen om zijn buik. Zijn neus is dik en zijn T-shirt zit vol bloed.

'Ik vrees dat Sam stijf is,' zegt de Body als hij van de boot stapt. 'Had dit gewoon aan ons overgelaten, wijffie. Wat een teringbende.'

De Body haalt een telefoon uit zijn broekzak. Hij toetst een nummer in.

'Het is voorbij, kind,' zegt Wim. Ik staar naar de strakblauwe lucht boven ons. Zulk onschuldig weer. Ik zie een vlinder dansen over de gele bloemen langs de waterkant en luister naar de tjilpende vogels. In mijn hoofd klinkt ons gekwelde gekrijs nog door. Ik denk aan Sam, die daar binnen ligt. Zo boos als ik net op hem was, zoveel verdriet heb ik nu. Het is definitief voorbij. Er is geen hoop meer. Geen jaloezie. Geen verwachting. Hij is dood, en met hem ook mijn droom van een leven zoals alle anderen hebben. Een vader en een moeder aan de ontbijttafel, tussen ons in een klein meisje in een rood jurkje, kraaiend van plezier. Zoveel verwachtingen die nooit worden ingelost. Mijn baby die in mijn armen wordt gelegd, gewikkeld in een roze dekentje. De verliefde, trotse blik van Sam. Hoe ik haar aan mijn borst leg en voed, waarna ze tussen ons in in slaap valt. De eerste stapjes. De eerste schooldag. Mijn dochter die bij me op schoot kruipt, haar duim in haar mond. Op vakantie, in het zwembad, de band die het hebben van een kind geeft met mijn geliefde, en de rest van de wereld. Niet eenzaam oud worden.

'Luister, de juten zijn onderweg. En ook een ambulance.' De Body staat wijdbeens voor ons.

'Mooi,' zegt Wim. 'Dan maken wij de pleiterik.'

'Nee toch?' vraag ik.

'Sorry wijffie. Je weet dat ze ons niet moeten.'

'Kijk 's wat ik heb.' De Body houdt een zwart plastic bandje in de lucht. 'Tie-wrappie.'

Wim draait Jazz om. Haar schouders schokken van het huilen. De Body doet de tie-wrap om haar polsen.

'Hij ook,' zegt Wim en hij wijst naar Tjebbe.

'Ik ga nergens heen, hoor,' zegt Tjebbe en ik geloof hem.

'Maar wat zeg ik dan tegen de politie?' vraag ik. De Body en Wim kijken elkaar aan. Er valt een lange stilte.

'Ga jij maar,' zegt Wim ten slotte tegen de Body. 'Ik blijf. Ik kan haar toch niet met dit zootje alleen laten?'

Samen wachten we tot de politie er is. Mijn hand in Wims hand. 'Ik ben blij dat je bent gebleven,' zeg ik. 'Ik kan nu echt niet alleen zijn.'

'Tuurlijk, wijffie.' Hij geeft me een sigaret en een vuurtje.

Ik durf niet om te kijken, naar de kinderen achter ons. Ik ben Jazz kwijt. En Sam. Steeds zie ik voor me hoe hij haar heeft beslopen, als een prooi, een toevoeging aan zijn verzameling vrouwenharten. En waarom? Wat kwam hij tekort? Dit kon niet om seks gaan, maar om de verovering, de macht die het hem gaf. Was het mijn schuld? Had ik hem ontmand, zijn ego vermorzeld? Hoe had ik dit kunnen voorkomen? Ik zag zijn liefde en aanwezigheid als vanzelfsprekend, maar hij moet me gehaat hebben.

Ik krijg een aluminium deken om me heen geslagen. Wim rookt een sigaret, terwijl Roel hem duizend vragen stelt. Ik staar bevend naar de verplegers die het levenloze lichaam van Sam wegdragen in een grijze zak. Het begint te motregenen. De lucht is loodgrijs geworden. Boven de zwarte schermen die over de dijk geplaatst zijn, zie ik de schotelantennes van de televisiebusjes. Ik kan het ratelen van de opgewonden stemmen van de journalisten bijna horen.

Mijn gedachten dwalen af naar een grote vriescel in Düsseldorf, waar mijn eicellen bevroren wachten op mijn terugkeer. Ik weet niet waarom ik daar nu aan moet denken. Waarschijnlijk omdat al het andere te groot is, en te onwaarschijnlijk.

Een verpleegkundige onderzoekt me en maakt mijn wonden schoon. Ik voel niets dan leegte. Ze vraagt me op de brancard te gaan liggen, waarna ze mijn trui en hemd omhoog sjort. Haar warme, zachte handen betasten mijn flanken, mijn buik, mijn ribben, mijn hals en mijn schedel. Ik huiver door de zorgzaamheid ervan en realiseer me hoezeer ik ernaar verlang echt aangeraakt te worden.

Als ze klaar is, ga ik naast Roel in de politieauto zitten. Hij maakt driftig aantekeningen. Wim komt naar ons toe. We omhelzen elkaar. Ik ruik zijn angstzweet. Hij geeft Roel een hand en Roel bedankt hem voor zijn medewerking.

'Tuurlijk, man,' zegt Wim. Hij oogt verslagen. 'Het is

wat, toch? Die kinderen? Wat mankeert ze verdomme?'
Roel en ik knikken. Dan steekt hij zijn hand omhoog en loopt weg.
'Wat moet jij met die gasten?' vraagt Roel.
'Ze zijn familie,' antwoord ik. 'Ze zitten hier.' Ik klop op mijn borst zoals ik van Wim heb geleerd.
Roel kijkt me verwonderd aan. 'Dat meen je niet. Hoe dan?'
'Niet echt, maar bij wijze van spreken.'
Roel lacht voorzichtig. 'Waarom heb je geen melding gemaakt van die telefoon? Daarmee had je misschien een hoop ellende kunnen voorkomen.'
'Ik dacht dat het allemaal echt was,' zeg ik. 'Dat ik het zou oplossen met Sam. Maar ik heb hem nooit gekend. Ik heb een relatie gehad met mijn fantasie.'

42

'Daar ben je,' zegt ze.
Ik draai me om. Sammy draagt een eenvoudige zwarte jurk. Mijn ogen glijden automatisch af naar de bolling waarop haar handen rusten.
'Ik wilde eerst niet gaan. Maar ik kon het niet laten.'
Samen staren we naar de bloemenzee voor ons. Daaronder ligt Sam.
'Gaat het een beetje?' We stellen de vraag tegelijk en lachen ongemakkelijk.
'Het is zo raar,' begint ze. 'Ik hield echt van hem. Ik haat hem. Ik mis hem. Of eigenlijk mis ik het idee van hem. Zoals het was voordat de pleuris uitbrak.'
'Ik twijfel aan alles,' zeg ik. 'Zelfs aan mijn liefde voor hem. Het blijft maar door mijn hoofd gaan: hoe komt het dat ik hem niet doorzag? Ik schaam me ook. Dat ik zo dom ben geweest.'
En ik schaam me voor mijn jaloezie. Maar dat zeg ik er niet bij. Zij heeft tenminste iets overgehouden aan die lul. Ik alleen maar een eeuwig litteken op mijn voorhoofd.
'Hij heeft de prijs betaald,' zegt ze zacht. Haar gezicht is pafferig.
'Jazz doet dat. En Tjebbe. De prijs betalen. Twee jonge

levens naar de knoppen omdat hij zo nodig zijn pik in iedereen moest steken.'
'Zullen we er vier van maken? Vier jonge levens?'
'En vlak mij en de ouders van die kinderen niet uit,' voeg ik eraan toe.

'Ik las dat mannen die minder verdienen dan hun vrouw vijf keer vaker vreemdgaan,' zegt Sammy bij de koffie. We zijn de enige klanten in de coffeecorner naast de begraafplaats. Iedereen is buiten, of op vakantie.
'Blijkbaar,' mompel ik. Mijn foto stond gisteren nog in *De Telegraaf* in het rijtje beroemde bedrogen vrouwen.
'Ze doen het om zich weer man te voelen. Om evenwicht aan te brengen in de machtsverhouding.'
Ik neem een slok van mijn cappuccino, die uit meer melk dan koffie bestaat. Sammy legt haar handen om de beker verse muntthee. Vreemd dat ik ten opzichte van haar geen enkele rancune meer voel.
'Mannen willen graag bewonderd worden. Dat zijn ze gewend, van kinds af aan. Toen ik Sam niet meer bewonderde, wendde hij zich tot jou. En de rest.'
'Ik bewonderde jou, niet Sam.'
'Misschien vinden ze dat nog geiler. De bewonderaars van hun vrouw neuken.'
'En die hebben dan weer het gevoel deel uit te maken van de relatie, dichter bij hun idool te staan.'
'Gek hè, hoe het werkt. Eerst doen ze er alles aan je te veroveren en als dat eenmaal is gelukt en ze je liefde en vertrouwen hebben gewonnen, beginnen ze die te ondermijnen en kapot te maken.'
'Ze kunnen het niet aan, Anne. Althans, Sam kon het niet aan. Hij zei me vaak dat hij zich afvroeg wat jij met hem moest. Waarom je hem had gekozen. Hij had een heel

negatief zelfbeeld. Daarom wendde hij zich tot andere vrouwen, denk ik. Om de bevestiging te krijgen die hij zichzelf niet kon geven en die hij ook niet genoeg van jou kreeg.'

'Ik vind een kind van iemand willen bevestiging genoeg.'

Sammy's bolle wangen kleuren rood. 'Ik kan me wel voorstellen hoeveel pijn het je doet, hoor,' stamelt ze.

Bij mijn voordeur loop ik Mabel tegen het lijf. Die bewuste nacht, nadat het was gebeurd, ben ik direct naar haar toe gegaan. Om te zeggen dat het me speet, te informeren naar Jazz' en Tjebbes toestand en iedere vorm van ongemakkelijkheid in de kiem te smoren. We huilden in elkaars armen en dronken pure whisky. Zij had geen enkel vermoeden dat er iets speelde tussen Jazz en Sam. Wel van Sams overspelige karakter.

'Op mijn leeftijd herken je dat van kilometers afstand,' zei ze. 'En Jazz is een zeer gevoelig kind, met een grote, donkere fantasie. Dat ze zó bij ons weg zou drijven... met die jongen. Ze kon het niet aan, Anne, de spelletjes die zo'n volwassen vent speelt. Je weet toch dat het een doodgoed kind is? Ze is in paniek geraakt, pure paniek. Misschien kijken ze wel te veel televisieseries, die kinderen. Het is me nooit opgevallen dat ze agressief kon zijn. Ze was weleens boos. Heel boos. Op haar vader, op mij. Zou het daardoor komen? Dat gekloot van ons? Heb ik haar een onveilige jeugd gegeven?'

Ja, dacht ik, maar ik zei het niet. Jij bent te veel met jezelf bezig geweest. Maar wie niet? Wilde ik niet ook een baby alleen voor mezelf? Koos ik niet een vader uit die geheel ongeschikt was voor die rol? Wilden we niet allemaal alleen het leuke?

43

We hebben afgesproken op het terras van Het Stoepje. Mijn moeder zit al klaar, in de volle zon. Naast haar mijn zus, met Ricky op schoot. Ik sta stil en bekijk ze van een afstand. Ze lachen naar elkaar. Mijn moeder aait Ricky, die druk bezig is met een kleurplaat. Het is zo kwetsbaar, dit geluk. Ik wil het vasthouden zoals het nu is, mijn zus clean, mijn moeder blij, Ricky in hun warme schoot. Alsof er geen verleden is vol geweld en frustratie, alsof Sophie en ik de onbeschadigde vrouwen zijn die we nu lijken.

Sophie ziet me als eerste. Enthousiast steekt ze haar hand in de lucht. Mij moeder staat op om me te omarmen. Intimiteit is nooit onze sterkste kant geweest, maar nu lijkt het ons redelijk af te gaan. We weten alle drie hoe dankbaar we moeten zijn. Als het anders was gelopen, hadden we hier niet gezeten. En je kunt elkaar haten af en toe, het gemeenschappelijke verleden verafschuwen of ontkennen, maar als je echt geconfronteerd wordt met het definitieve van de dood, besef je hoe diep de liefde voor elkaar zit. Hoe hard je elkaar nodig hebt.

Ik ga zitten aan de andere kant van mijn moeder, die haar armen om mij en mijn zus slaat. Ricky springt van Sophies schoot en legt zijn handjes om onze halzen.

'Nou nou, dames,' roept Wim. 'Ken ik d'r ook bij?'
Ik stel hem aan hen voor als de man die me heeft gered.
'Jij heb vooral jezelf gered, wijffie,' zegt Wim. 'Bakkie? En wat wil deze jongen?' Hij legt zijn grote hand op de blonde stekels van Ricky.
'Fristi!' gilt hij uitgelaten.
'Zo *sis*, ik moet je feliciteren, las ik in de azijnbode,' begint Sophie. Ze ziet er goed uit. Haar wangen hebben kleur en ze is minder mager.
'Kind, wat goed. Weer een eigen programma. En terecht.' Mijn moeder glundert.
We praten over stomme dingen als het weer, de drukte in de stad en Ricky's schoolrapport. We lijken niet voorbij de oppervlakkigheden te komen, tot mijn moeder Ricky meeneemt voor een ijsje bij de Italiaanse ijssalon verderop. Als ze weg zijn pakt Sophie mijn hand. Zo zitten we enkele seconden ongemakkelijk voor ons uit te staren. We kennen elkaar in alle hoedanigheden. Er gaan beelden door mijn hoofd van mijn vader die haar de trap op sleurt, en haar kleine, dunne lijfje, ineengedoken achter de gordijnen.
'Ik ben blij voor je,' zegt ze.
'En ik voor jou,' zeg ik.
'Ja. Het gaat goed met me. Ik heb er zelfs plezier in nu, in mijn leven met Ricky. De gewone dingen. Boodschappen doen, hem naar school brengen. De mist in mijn hoofd lijkt opgetrokken. En ik benijd je niet meer, *sis*.'
Ik grinnik. 'Ik jou wel, Soof. Om die gewone dingen.' Ik hef mijn koffiekopje naar haar. We proosten. 'Wel aankijken!' zeg ik. 'Anders hebben we zeven jaar slechte seks!'
'Nog zeven jaar? Dat kan ik niet aan!'
We lachen, zoals zussen dat doen.
'Waarom ga je er niet gewoon voor?' vraagt ze dan. 'Als ik het alleen kan, dan kun jij het zeker.'

Ik glimlach. 'Je hebt gelijk.'
'En wij zijn er. Ik zou mijn geluk niet meer van een man laten afhangen als ik jou was. Je hebt een kindje zoveel te bieden...'
In mijn buik gloeien de kooltjes hoop weer op. 'Ik wilde een gezin. Het hele pakket. Vader, moeder, baby. Iemand om de liefde mee te delen.'
'Een gezin kan ook prima uit twee mensen bestaan. Kijk naar onze levens. Wat heeft papa ons gebracht? En Ricky's vader? De vader van je buurmeisje?'
'Maar dat is toch ook een deel van onze pijn? Afgewezen of niet gezien worden door je vader? Daarom voelen we ons zo eenzaam, denk ik. Wil ik dat een kind aandoen?'
Sophie buigt naar voren en frunnikt met haar vingers. 'Kijk, Ricky was een ongelukje met een man die de naam vader niet verdient. En of ik het verdien zijn moeder te zijn... Ik heb het ook heel erg verkeerd gedaan. Maar de onvoorwaardelijke liefde die hij me geeft, daar leef ik nu voor.'
'Mag je een kind krijgen puur omdat je zo naar die liefde verlangt? Dat is toch heel egoïstisch?'
'Anne, dat kind van jou krijgt een prachtig leven. *Who cares* dat het egoïstisch is? Dit vermogen is je gegeven als vrouw. Maak er gebruik van.'
Ik leun achterover, sluit mijn ogen en richt mijn gezicht naar de zon. Het meisje dat in haar rode jurkje door mijn hoofd danste is terug.

Meer lezen van Saskia Noort?

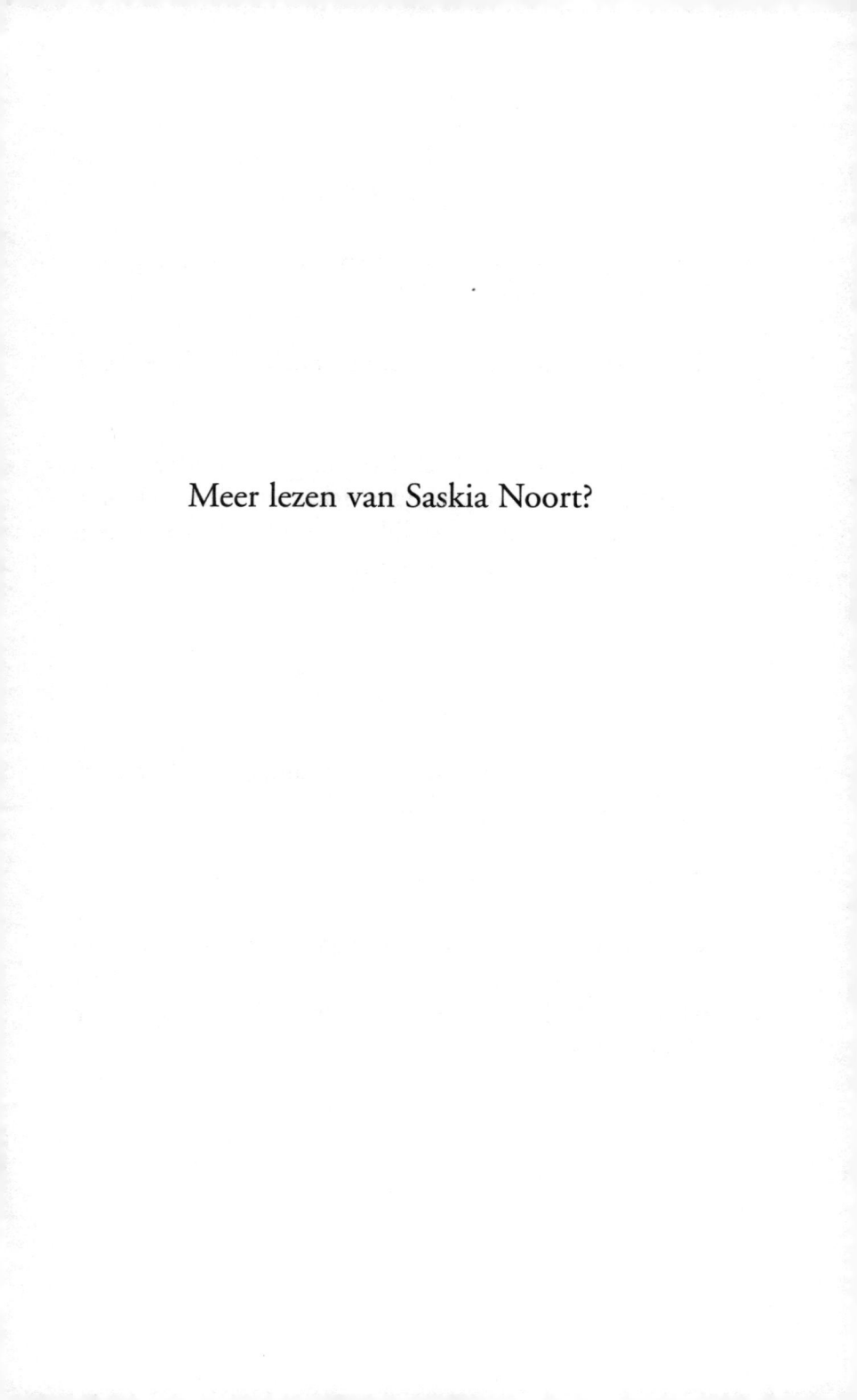

Terug naar de kust

'Na het lezen van de eerste twee bladzijdes wil je nog maar één ding: doorlezen.' – *Libelle*

'De ontknoping van dit bij vlagen bloedstollende verhaal is verrassend.' – *Opzij*

Nadat Maria abortus heeft laten plegen wordt ze met de dood bedreigd. Ze duikt onder bij haar zus. Terwijl Maria's dierbaren aan haar geestelijke gezondheid beginnen te twijfelen, komt haar belager dichterbij…

De eetclub

'Vaardige, spannende, soms verwarrende en bij vlagen zelfs subtiele thriller.' – *NRC Handelsblad*

'Een heerlijke Nederlandse thriller.' – *Margriet*

Evert Struyk komt bij een brand om het leven. Zijn vrouw en hun vriendenclub, 'de eetclub', zijn geschokt. Dan wordt duidelijk dat bepaalde mensen belang bij Everts dood hebben.

Nieuwe buren

'Gewaagd schrijfwerk.' – *NRC Handelsblad*

'De grote kracht van Saskia Noort is de wijze waarop zij haar hoofdpersonen tot leven laat komen. Ook in *Nieuwe buren* speelt zij deze troef weer knap uit.' – *De Telegraaf*

Eva en Peter betrekken hun pas opgeleverde villa in een Vinex-wijk. Samen met hun nieuwe buren verleggen ze hun grenzen, totdat ze erachter komen dat ze niet meer terug kunnen.

De verbouwing

★★★★★ '*De verbouwing* is een uitstekend boek van eigen bodem dat zich kan meten met het beste dat de buitenlandse auteurs hier op de markt brengen.'
– *Algemeen Dagblad*

★★★★ '*De verbouwing* is zo spannend dat je het in één keer uit wilt lezen.' – *De Telegraaf*

Wanneer plastisch chirurg Mathilde haar privékliniek opent, lijkt dit een mooie carrièrestap. Maar schijn bedriegt: haar huwelijk wankelt en de verbouwing van haar huis verloopt rampzalig. Dan duikt er een oud vriendje op.

Koorts

'*Koorts* heeft vaart, oplopende spanning en romantiek.'
— *Algemeen Dagblad*

'Saskia Noort bewijst opnieuw dat ze de tijdgeest feilloos aanvoelt.' — BOEK

Wanneer Dorien de uitbundige Ellen ontmoet geeft ze haar voorspelbare leven op en vertrekt met haar naar Ibiza. Als een van hen plotseling verdwijnt begint een koortsachtige zoektocht die leidt naar de gruwelijke waarheid.

Debet

'Spannend, de plot is strak en er valt ook nog wat te lachen.'
— *Algemeen Dagblad*

'Een onversneden pageturner.' — *Marie Claire*

Op een koude winternacht verongelukt tv-producent Michel Brouwers. Om de waarheid boven tafel te krijgen moet zijn echtgenote Karen terug naar haar oude woonplaats Bergen en haar vriendenclub van toen, de eetclub.